临床实用针灸推拿与康复技术

苗同贺　李树标　见国繁
王晓川　廖战军　袁有平　主编

上海科学技术文献出版社
Shanghai Scientific and Technological Literature Press

图书在版编目(CIP)数据

临床实用针灸推拿与康复技术 / 苗同贺等主编. —
上海：上海科学技术文献出版社, 2023
　ISBN 978-7-5439-8795-1

　Ⅰ.①临… Ⅱ.①苗… Ⅲ.①针灸学②推拿③中医学
—康复医学 Ⅳ.①R24

　中国国家版本馆 CIP 数据核字(2023)第 039397 号

责任编辑：付婷婷
封面设计：崔爱红

临床实用针灸推拿与康复技术

LINCHUANG SHIYONG ZHENJIU TUINA YU KANGFU JISHU

苗同贺　李树标　见国繁　王晓川　廖战军　袁有平　主编
出版发行：上海科学技术文献出版社
地　　　址：上海市长乐路 746 号
邮政编码：200040
经　　　销：全国新华书店
印　　　刷：河北环京美印刷有限公司
开　　　本：787mm×1092mm　1/16
印　　　张：8
字　　　数：193 000
版　　　次：2023 年 3 月第 1 版　2023 年 3 月第 1 次印刷
书　　　号：ISBN 978-7-5439-8795-1
定　　　价：98.00 元
http://www.sstlp.com

《临床实用针灸推拿与康复技术》
编委会

前　言

　　针灸推拿在我国有悠久的历史,早在两千多年前的春秋战国时期就已广泛应用,经过几千年来历代医学家的临床实践和理论阐发,形成了独具特色的理论体系。其临床疗效显著,安全、无副作用,又有一定的强身保健的效果,为全人类的健康事业作出了不可磨灭的贡献。

　　针灸推拿是一门既古老又年轻的临床学科。说其古老是因为其历史悠久,其可以说是传统医学的源头;说其年轻,是因为在科学技术高速发展的今天,针灸推拿学与现代化科学技术相结合,多学科的交叉渗透,使其有了新的内涵,分化出许多新的分支学科。作为现代针灸推拿的医务人员,不仅要继承发扬传统医学中的宝贵经验,还应掌握现代科学赋予针灸推拿的新内涵,以求更好地为患者服务。

　　本书将传统中医针灸推拿与康复理论结合,系统介绍了针灸推拿的中医理论基础、经络腧穴的基本知识、临床常用的针灸方法、临床常用的推拿手法以及针推治疗的基础知识。以临床常见疾病为纲,系统介绍了疾病的病因病机、诊疗要点、基本针灸推拿治疗应用。在本书的编撰过程中,吸收了近年来针灸推拿技术发展的先进成果,并根据"精简理论,注重实践"的原则和要求编写,具有严格的科学性、系统性,内容丰富、资料翔实,论述深入浅出,实用性强,希望本书能给各级医院的针灸推拿及康复工作者提供帮助和指导。

　　针灸推拿康复涉及内容广泛,随着科技的进步,其研究领域的发展日新月异,加之作者水平和经验有限,故书中如有疏漏或不足之处,恳请广大读者及医务工作者批评指正,以期再版时予以改进、提高,使之逐步完善。

编　者

2022 年 10 月

目 录

第一章　中医病理基础

第一节　病　因

　　病因是指能影响和破坏人体阴阳相对平衡协调状态,导致疾病发生的各种原因,又称致病因素。病因学说是研究致病因素的致病性质和特点,以及引起疾病后的典型临床表现的学说。病因学说的特点是辨证求因和审因论治。

　　在中医学术发展过程中,历代医家从不同的角度,对病因提出了不同的分类方法。

　　“淫生六疾”:秦国名医医和提出的“六气致病”说,被称为病因理论的创始。《左传·昭公六年》:“六气,曰阴、阳、风、雨、晦、明也……阴淫寒疾,阳淫热疾,风淫末疾,雨淫腹疾,晦淫惑疾,明淫心疾。”

　　阴阳分类:《黄帝内经》(以下简称《内经》)以阴阳为总纲,对病因进行分类。《素问·调经论》:“夫邪之生也,或生于阴,或生于阳。其生于阳者,得之风雨寒暑;其生于阴者,得之饮食居处,阴阳喜怒。”《内经》将病因明确分为阴阳两大类,将来自自然界气候异常变化,多伤人外部肌表的,归属于阳;将饮食不节、居处失宜、起居无常、房事失度、情志过极,多伤人内在脏腑精气的,归属于阴。

　　三种致病途径:东汉时期张仲景以外感六淫为病因,脏腑经络分内外,将病因与发病途径相结合进行研究。《金匮要略·脏腑经络先后病脉证》:“千般疢难,不越三条:一者,经络受邪入脏腑,为内所因也;二者,四肢九窍,血脉相传,壅塞不通,为外所中也;三者,房室、金刃、虫兽所伤。以此详之,病由都尽。”张仲景的病因分类法,对后世影响极大,并沿用了相当长的时间。如晋代葛洪《肘后备急方·三因论》:“一为内疾,二为外发,三为它犯。”

　　三因分类:宋代陈无择在《金匮要略》的基础上明确提出了“三因学说”。认为六淫邪气侵犯为外所因,七情所伤为内所因,饮食劳倦、跌仆金刃及虫兽所伤等为不内外因。由于陈氏比较全面地概括了各种致病因素,分类也比较合理,故对宋以后的病因研究起到了很大的推动作用。《三因极一病证方论》:“六淫,天之常气,冒之则先自经络流入,内合于脏腑,为外所因;七情,人之常性,动之则先自脏腑郁发,外形于肢体,为内所因;其如饮食饥饱,叫呼伤气,尽神度量,疲极筋力,阴阳违逆,乃至虎狼毒虫,金疮踒折,疰忤附着,畏压溺水,有悖常理,为不内外因。”

　　致病因素多种多样,诸如气候异常、疠气传染、七情内伤、饮食失宜、劳逸失度、持重努伤、跌仆金刃、外伤及虫兽所伤等,均可成为病因而导致疾病的发生。

在疾病发展过程中,原因和结果是相互作用的,某一病理阶段中的结果,可能会成为下一个阶段的致病因素,即病理产物可成为病因。如痰饮、瘀血是脏腑气血机能失调所形成的病理产物,当其形成后,又可导致新的病理变化而成为新的病因。

一、六淫

(一)六淫的基本概念

1.六淫

六淫是指风、寒、暑、湿、燥、火六种外感性致病因素的总称。"淫",有太过和浸淫之意。六淫可以理解为六气太过,或是令人发病的六气。六淫之名,首见于《三因极一病证方论》,可能是由医和的"淫生六疾"和《素问·至真要大论》的"风淫于内""热淫于内""湿淫于内""火淫于内""燥淫于内""寒淫于内"概括而来。

2.六气

六气是指风、寒、暑、湿、燥、火六种正常的气候变化。《素问·至真要大论》的"六气分治",是指一岁之内,六气分治于四时。六气是万物生长变化的最基本条件,也是人体赖以生存的必要条件。六气对人体是无害的,六气一般不致病。《素问·宝命全形论》:"人以天地之气生,四时之法成。"

3.六气转化为六淫的条件

六气异常变化:六气太过或不及,六气变化过于急骤,非其时而有其气,或"至而不至",或"至而太过",或"至而不及"等。

正气不足:六气异常,若逢人体正气不足,抵抗力下降,就会侵犯人体,引起疾病发生而成为致病因素。

(二)六淫致病的共同特点

(1)六淫致病多与季节气候和居处环境有关。六淫为六气的太过或不及,而六气变化,有一定的季节性,所以,六淫致病与季节有关。如春季多风病,夏季多暑病,长夏多湿病,秋季多燥病,冬季多寒病。因六淫致病与时令气候变化有关,故又称"时令病"。此外,久居湿地或长期水中作业,则易患湿病;而长期高温环境下作业,则易患燥热或火邪为病。

(2)六淫邪气既可单独侵袭人体而致病,也可两种或两种以上共同侵犯人体而致病。如风寒感冒、湿热泄泻、暑湿感冒等为两种邪气共同致病,痹证则为风寒湿三邪相并侵犯人体而致病。

(3)六淫邪气侵犯人体后,病证的性质可随病情的发展和体质的不同而发生转化。如病情发展,寒邪入里化热,湿郁化火,暑湿日久化燥伤阴等。而体质不同,病性也可从阳化热,或从阴化寒。

(4)六淫邪气侵犯人体的途径为肌表或口鼻,因邪从外来,多形成外感病,故六淫又有"外感六淫"之称。

(三)六淫邪气各自的性质和致病特点

1.风

风虽为春季主气,但四季皆可有风,故风邪引起的疾病虽以春季为多,但其他季节亦均可发生。风邪的性质和致病特点如下。

（1）风为阳邪,其性开泄,易袭阳位:风性主动,具有升发向上的特性,所以风属于阳邪。其性开泄,是指风邪侵犯人体,留滞体内,易引起腠理疏泄开张,表现出汗出恶风的症状。阳位是指头面部,因风邪具有升发向上的特性,所以风邪侵袭,常伤及人体的头面部,出现头昏头沉、鼻塞流涕、咽痒咳嗽等症状。

《素问·风论》:"风气藏于皮肤之间,内不得通,外不得泄。腠理开则洒然寒,闭则热而闷。"《素问·太阴阳明论》:"故犯贼风虚邪者,阳先受之""伤于风者,上先受之"。

（2）风性善行而数变:"善行",是指风邪致病具有病位游移、行无定处的特性。例如,风邪偏盛所致的痹证,以游走性关节疼痛,痛无定处为特点,风邪为主引起的痹证又称为"行痹"或"风痹"。"数变",是指风邪致病具有变幻无常和发病迅速的特性,如风疹就有皮肤红斑发无定处,此起彼伏,瘙痒难忍的特点。另外,由风邪所致的外感疾病,一般也多有发病急、传变快的特点。

《素问·风论》:"风者,善行而数变。"《景岳全书·卷十二》:"风气胜者为行痹。盖风者善行而数变,故其为痹,则走注历节,无有定所,是为行痹,此阳邪也。"

（3）风为百病之长:是指风邪为六淫病邪中最主要和最常见的致病因素。寒、暑、湿、燥、火诸邪多依附于风而侵犯人体,风邪为外邪致病的先导。另外,风邪致病可以全兼其他五邪,如兼寒为风寒,兼暑为暑风,兼湿为风湿,兼燥为风燥,兼火为风火,而其他五邪则不可全兼。

《素问·风论》:"风者,百病之长也。至其变化,乃为他病也。无常方,然致有风气也。"

《临证指南医案·卷五》:"盖六气之中,唯风能全兼五邪,如兼寒曰风寒,兼暑曰暑风,兼湿曰风湿,兼燥曰风燥,兼火曰风火。盖因风能鼓荡此五气而伤人,故曰百病之长也。其余五气,则不能互相全兼。"

2.寒

寒为冬季主气,寒邪致病多见于严冬。但盛夏之时人们贪凉饮冷,所以也容易受到寒邪侵袭。寒邪为病有内寒与外寒之分。

内寒是指阳气不足,温煦功能减退,寒由内生的病理变化。外寒指寒邪侵犯人体,寒从外来的病理变化。外寒又分为伤寒和中寒。伤寒是指寒邪损伤肌表,郁遏卫阳的病理变化;中寒是指寒邪直接侵犯脏腑,伤及脏腑阳气的病理变化。

外寒与内寒既有区别,又有联系。阳虚内寒之体,容易感受外寒;而外来寒邪侵入机体,日久不散,又能损伤阳气,导致内寒。

寒邪的性质及致病特点如下。

（1）寒为阴邪,易伤阳气:寒为自然界阴气盛的表现,故其性属阴。阴阳之间存在着对立制约的关系,若阴阳处于正常状态,能够相互制约,则机体阴阳平衡。

若阴寒偏盛,对阳气的制约加强,就会损伤阳气,引起阳气不足。故《素问·阴阳应象大论》说"阴胜则阳病"。例如,外寒侵袭肌表,卫阳被遏,就会出现恶寒;寒邪直中脾胃,损伤脾胃阳气,就会出现脘腹冷痛,呕吐,腹泻等症;若心肾阳虚,寒邪直中少阴,就会出现恶寒,手足厥冷,下利清谷,小便清长,精神萎靡,脉微细等症。

（2）寒性凝滞:凝滞,凝结、阻滞之意。气、血、津液之所以能运行不息,通畅无阻,全赖一身阳和之气的温煦推动。阴寒之邪侵袭人体,损伤阳气,就会影响气血运行,导致气血阻滞不通,不通则痛,故寒邪伤人多见疼痛症状。例如,寒邪偏盛所致的痹证,以关节剧烈疼痛为特点,寒邪为主引起的痹证又称为"痛痹""寒痹"。

《素问·痹论》："寒气胜者为痛痹。"寒邪侵犯肌表会出现全身疼痛,寒邪直中脾胃会出现脘腹冷痛。《素问·举痛论》："经脉流行不止,环周不休。寒气入经而稽迟,泣(通涩)而不行,客于脉外则血少,客于脉中则气不通,故卒然而痛。"《素问·痹论》："痛者,寒气多也,有寒故痛也。"

(3)寒性收引:收引,收缩牵引之意。寒性收引是指寒邪侵袭人体,会引起气机收敛,腠理、经络、筋脉收缩挛急。

《素问·举痛论》："寒则气收。"例如,寒邪侵袭肌表,腠理闭塞,卫阳被遏不得宣泄,就会出现无汗发热;寒客血脉,则气血凝滞,血脉挛缩,可见头身疼痛,脉紧;寒客经络关节,经脉拘急收引,则可使肢体屈伸不利,或冷厥不仁。

3.暑

暑为夏季的主气,为火热之气所化。《素问·五运行大论》："在天为热,在地为火,其性为暑。"暑邪致病有明显的季节性,《素问·热论》："先夏至日者为病温,后夏至日者为病暑。"暑邪的性质及致病特点如下。

(1)暑为阳邪,其性炎热:暑为火热之气所化,具有酷热之性,火热属阳,故暑为阳邪。炎热是指温热上炎,所以暑邪伤人,多出现一系列阳热症状,如壮热、脉象洪大等。暑邪上扰于面,出现面赤;扰乱心神,出现心烦,甚则神昏。

(2)暑性升散,耗气伤津:暑为阳邪,阳性升发,暑邪侵犯人体,直入气分,可致腠理开泄,迫津外泄,所以暑邪侵犯人体可引起大汗出。汗为津液所化,汗出过多,则耗伤津液,津液亏损,可出现口渴喜饮、尿赤短少等。由于津能载气,在大量汗出的同时,气随汗泄,引起气虚,可出现气短乏力、声低懒言等。

(3)暑多夹湿:是指暑邪侵犯人体容易兼夹湿邪。盛夏之季,气候炎热,雨水较多,热蒸湿动,湿邪弥漫,故暑邪为病,常兼夹湿邪侵犯人体。其临床表现除发热、心烦、口渴喜饮等暑邪致病的症状外,常兼见四肢困倦,胸闷呕恶,脘痞腹胀,大便溏泻不爽等湿阻症状。

4.湿

湿为长夏主气。夏秋之交,阳热下降,水气上腾,氤氲熏蒸,潮湿弥漫,故湿邪致病多见于长夏季节。另外,久居湿地、涉水淋雨或长期水下作业,也易罹患湿病。

湿邪为病,有内湿与外湿之分。内湿是指脾失健运,水湿停聚,湿由内生所形成的病理变化。外湿则多由气候潮湿,居处潮湿,湿邪侵袭人体,湿从外来所致的病理变化。

外湿和内湿虽有不同,但在发病过程中常相互影响。伤于外湿,湿邪困脾,健运失职则易形成内湿;而脾阳虚损,水湿不化,也易招致外湿的侵袭。

湿邪的性质及致病特点如下。

(1)湿为阴邪,易阻遏气机,损伤阳气:湿性类水,水为阴之征兆,故湿为阴邪。湿为有形之邪,侵及人体,留滞于脏腑经络,最易阻遏气机,使气机升降失常,经络阻滞不畅。湿邪侵犯人体,弥漫三焦。上焦气机不畅,可出现胸闷不适;中焦气机不畅,则见恶心呕吐,脘痞腹胀;下焦气机不畅,则见小便短涩,大便不爽等。由于湿为阴邪,阴胜则阳病,故其侵犯人体,最易损伤阳气。脾为阴土,喜燥而恶湿,故湿邪外感,留滞体内,常先困脾,而使脾阳不振,运化无权,水湿停聚,发为腹泻、尿少、水肿、腹水等。

（2）湿性重浊：重，沉重或重着之意。湿性重是指湿邪侵犯人体，可引起带有沉重感的症状。如头重如裹，周身困重，四肢酸懒沉重等。湿邪偏盛所致的痹证，以关节疼痛重着为特点，湿邪为主引起的痹证又称为"着痹"或"湿痹"。浊，秽浊或混浊之意。湿性浊是指湿病患者的分泌物、排泄物多秽浊不清。如面垢眵多、大便溏泻、下痢黏液脓血、小便浑浊、妇女白带过多、湿疹浸淫流水等。

（3）湿性黏滞：黏滞，即黏腻停滞，主要表现在两个方面：一是指湿病患者分泌物、排泄物的排出多黏滞不爽，如小便不畅，大便不爽等；二是指湿邪为病多缠绵难愈，病程较长或反复发作，如湿痹、湿疹、湿温等。

（4）湿性趋下，易袭阴位：阴位是指二阴和下肢。湿性类水，水曰润下，湿邪有趋下的特性，故湿邪为病多见下部的症状。如淋浊、带下、泻痢等病证，多由湿邪下注所致。

5.燥

燥为秋季主气。秋气当令，天气敛肃，空气中缺乏水分濡润，因而出现秋凉而劲急干燥的气候。由于燥邪兼夹的邪气不同，所以燥病有温燥、凉燥之分。初秋之时，有夏末之余热，燥与温热相合侵犯人体，则多见温燥病证；深秋之季，有近冬之寒气，燥与寒邪相合侵犯人体，故多见凉燥病证。

燥邪的性质及致病特点如下。

（1）燥性干涩，易伤津液：燥邪为干涩之邪，故外感燥邪最易耗伤人体的津液，造成阴津亏虚的病变。津液受损，滋润濡养功能减退，肌表孔窍失养，可见口鼻干燥，咽干口渴，皮肤干涩，毛发不荣，小便短少，大便干结等症。

（2）燥易伤肺：肺外合皮毛，开窍于鼻；肺为娇脏，喜润而恶燥。燥邪伤人，多从口鼻而入，燥与肺又同属金令，故燥邪袭人最易伤及肺脏，出现干咳少痰，或痰液胶黏难咯，或痰中带血，以及喘息、胸痛等症。

6.火

火、热、温三者均为阳盛所生，故火热温经常并称。

火、热、温性质相同，程度有别。热为温之渐，火为热之极；热多属外淫，如风热、暑热、湿热之类；火多由内生，如心火上炎、肝火亢盛、胃火上炎之类。火热为病亦有内外之分，属外感者，多是直接感受温热邪气之侵袭；属内生者，多由脏腑阴阳气血失调，阳气亢盛而成。

火热邪气的性质和致病特点如下。

（1）火热为阳邪，其性炎上：火热之性，燔灼焚焰，升腾向上，故属于阳邪。火热伤人，多见高热、恶热、汗出、脉洪数等症。因其炎上，故火热阳邪常可上炎扰乱神明，出现心烦失眠，狂躁妄动，神昏谵语等症。火热病证，也多表现在人体的头面部位，如心火上炎出现口舌生疮，肝火上炎出现目赤肿痛，胃火上炎出现齿龈肿痛。

（2）火热易伤津耗气：伤津是指损伤津液。火热之邪，侵袭人体，迫津外泄，消灼阴液，使人体阴津耗伤，出现口渴喜饮，咽干舌燥，小便短赤，大便秘结等津伤之症。耗气是指损伤气。火热之邪，侵袭人体，阳热亢盛，"壮火食气"，所以火热之邪易于损伤气，出现气短乏力、懒言声低。

（3）火热易生风动血：生风又称动风，是指以动摇不定症状为主要临床表现的病理变化。火热之邪侵袭人体，燔灼肝经，劫耗阴液，筋脉失养，致肝风内动，称为"热极生风"，临床表现为高热、神昏谵语、四肢抽搐、目睛上视、颈项强直、角弓反张等。动血是指引起出血,火热之邪侵入血中,迫血妄行,灼伤脉络,可引起各种出血,如吐血、衄血、便血、尿血、皮肤发斑及妇女月经过多、崩漏等。

(4)火热易致肿疡:火热之邪入于血分,聚于局部,腐蚀血肉,致血腐肉烂,可发为痈肿疮疡。《医宗金鉴·外科心法要诀》:"痈疽原是火毒生。"

(5)火热易扰心神:火热与心相应,心藏神,故火热邪气侵犯人体,易扰乱心神,引起神志不安、烦躁,或谵妄发狂,或昏迷等。

二、疠气

(一)疠气的概念

疠气是一类具有强烈传染性的外感病邪。疠气又称瘟疫之气、疫气、乖戾之气等。

(二)疠气的致病特点

发病急骤、病情较重、症状相似,传染性强、易于流行。

(三)疫疠发生与流行的因素

(1)气候因素:自然气候的反常变化,如久旱、酷热、湿雾瘴气等。

(2)环境和饮食:如空气、水源,或食物受到污染。

(3)没有及时做好预防隔离工作。

(4)社会影响。

三、内伤七情

(一)内伤七情的概念

七情是指喜、怒、忧、思、悲、恐、惊七种情志活动,是人体对客观事物的反映。正常的情志活动一般不会引起疾病,而突然、剧烈或长期持久的情志刺激,超过了人体的正常生理活动范围,使人体气机紊乱,脏腑阴阳气血失调,就会导致疾病的发生,而成为致病因素。

七情致病首先影响内脏,引起内脏的病变,是造成内伤病的主要致病因素,故称内伤七情。

(二)七情与内脏气血的关系

人体的情志活动与内脏有密切的关系,情志活动是以五脏精气为物质基础的。《素问·阴阳应象大论》说:"人有五脏化五气,以生喜怒悲忧恐。"心在志为喜,肝在志为怒,脾在志为思,肺在志为忧,肾在志为恐。所以,五脏功能正常,情志活动就正常,五脏功能异常,情志活动就出现异常。当情志变化成为致病因素时,便会直接损伤内脏,引起内脏的病变。如"怒伤肝""喜伤心""思伤脾""忧伤肺""恐伤肾"。

气血是情志活动的物质基础,气血正常,情志活动就正常,气血异常,情志活动也会异常。如《素问·调经论》说:"血有余则怒,不足则恐。"当情志变化成为致病因素时,就会影响气血,导致气血失常。

(三)内伤七情致病特点

1.直接伤及内脏

七情与五脏有着密切的关系,所以七情内伤致病便会直接损伤内脏,影响脏腑功能。如《素问·明阳应象大论》所说的"怒伤肝""喜伤心""思伤脾""忧伤肺""恐伤肾"等。

尽管不同的情志刺激对内脏有不同的影响,但人体是一个有机的整体,各种情志刺激都与心有关,心是五脏六腑之大主,为精神之所舍,为七情发生之处,所以情志刺激首先伤及心神,心神受损可涉及其他脏腑。

心主血脉,心主藏神;肝主藏血,肝主疏泄,促进气血运行,调畅情志活动;脾主运化,是气机升降的枢纽,为气血生化之源,故情志所伤的病证,以心、肝、脾三脏为多见。

2.影响脏腑气机

(1)怒则气上:是指过度愤怒可使肝气横逆上冲。临床见面红目赤、头胀头痛、呕血咯血,甚则昏厥卒倒。

(2)喜则气缓:包括缓和紧张情绪和引起心气涣散两个方面。在正常情况下,喜能缓和紧张情绪,使营卫通利,心情舒畅。当暴喜过度,成为病因时,可使心气涣散,神不守舍,出现精神不集中,甚则失神狂乱等症状。

(3)悲则气消:是指过度悲伤,可使肺气耗伤出现气短神疲、乏力声低懒言等。

(4)恐则气下:是指恐惧过度,可引起肾气不固,气泄以下,可见二便失禁、骨酸痿软、手足厥冷、遗精等。

(5)惊则气乱:是指突然受惊,可导致心无所倚,神无所归,虑无所定,惊慌失措。

(6)思则气结:是指思虑、焦虑过度,可伤神损脾导致气机郁结。思发于脾而成于心,故思虑过度即可耗伤心血,也会影响脾气,引起心脾两虚,出现心悸、健忘、失眠、多梦、纳呆、乏力、脘腹胀满、便溏等。

3.情志异常波动

情志异常波动,可使病情加重,或使病情恶化。

四、饮食劳逸

(一)饮食失宜

饮食是人类生存和维持健康的必要条件。若饮食失宜,饥饱失常,饮食不洁,或饮食偏嗜便会影响人体生理功能,使气机紊乱或正气损伤,从而引起疾病的发生。饮食的消化吸收主要与脾胃的功能有关,所以饮食失宜主要损伤脾胃,导致脾胃升降失常,又可聚湿、生痰、化热或变生他病。

1.饥饱失常

饮食应以适量为宜,长期的饥饱失常可引起疾病发生。过饥则摄食不足,气血生化之源匮乏,久之则气血衰少,正气虚弱,抵抗力降低,易于产生疾病。过饱则饮食摄入过量,超过了脾胃的消化、吸收和运化能力,可导致饮食物阻滞,脾胃损伤,出现脘腹胀满、嗳腐泛酸、厌食、吐泻等食伤脾胃病证。因小儿脏腑娇嫩,脾胃之气较成人为弱,故过饱引起的病证,更多见于小儿。婴幼儿食滞日久还可以酿成疳积,出现手足心热、心烦易哭、脘腹胀满、面黄肌瘦等症。经常饮食过量,还可影响气血流通,使筋脉郁滞,引起痢疾或痔疮。过食肥甘厚味,易于化生内热,甚至引起痈疽疮毒等病证。

2.饮食不洁

进食不洁,可引起多种疾病,出现腹痛、吐泻、痢疾等。

3.饮食偏嗜

饮食适宜,才能使人体获得较为全面的营养。若有所偏嗜,过寒过热,或五味偏嗜,则可导致阴阳失调而发生疾病。

(1)饮食偏寒偏热:如多食生冷寒凉,可损伤脾胃阳气,导致寒湿内生,引起腹痛泄泻等症;若偏食辛温燥热,引起胃肠积热,可引起口渴、腹满胀痛、便秘或酿成痔疮。

(2)饮食五味偏嗜:五味与五脏,各有其亲和性,《素问·至真要大论》说:"夫五味入胃,各归所喜攻,酸先入肝,苦先入心,甘先入脾,辛先入肺,咸先入肾。"

如果偏嗜某种食物,日久使该脏机能偏盛,损伤内脏,便可发生多种病变。《素问·至真要大论》:"久而增气,物化之常也。气增而久,夭之由也。"《素问·生气通天论》:"味过于酸,肝气以津,脾气乃绝;味过于咸,大骨气劳,短肌,心气抑;味过于甘,心气喘满,色黑,肾气不衡;味过于苦,脾气不濡,胃气乃厚;味过于辛,筋脉沮弛,精神乃央。"

《素问·五藏生成篇》:"多食咸,则脉凝泣而变色;多食苦,则皮槁而毛拔;多食辛,则筋急而爪枯;多食酸,则肉胝皱而唇揭;多食甘,则骨痛而发落。"

(二)劳逸所伤

适度的劳动和锻炼,有助于气血流通和脾胃的运化,有增强体质、强身祛病的作用。必要的休息,可以消除疲劳,恢复体力,有利于健康。所以,《素问》提出了既要"不妄作劳",又要"常欲小劳"的养生之道。若长时间的过度劳累,或过度安逸,影响脏腑功能和气血运行,就会成为致病因素而使人发病。

1.过劳

过劳是指过度劳累。包括劳力过度、劳神过度和房劳过度3个方面。

(1)劳力过度:是指较长时间的体力劳动太过。劳力过度则伤气,久之则气少力衰,神疲消瘦。《素问·举痛论》的"劳则气耗"和《素问·宣明五气篇》的"久立伤骨,久行伤筋",即就此而言。

(2)劳神过度:是指较长时间的脑力劳动太过。由于脾在志为思,而心主血藏神,所以劳神过度,可耗伤心血,损伤脾气,引起心脾两虚,出现心神失养的心悸、健忘、失眠、多梦及脾不健运的纳呆、乏力、腹胀、便溏等。

(3)房劳过度:是指较长时间的性生活不节,房事过度。由于肾为封藏之本,主藏精,主生殖,所以房劳过度会耗泄肾精,引起腰膝酸软、眩晕耳鸣、精神萎靡、性功能减退、遗精、早泄或阳痿等。

2.过逸

过逸是指长时间不进行身体活动,过度安闲。适当的身体活动,可以增强脾胃运化功能,使气血生化有源,并促进气血运行。若长期不从事体育锻炼,不仅影响脾胃运化,导致气血乏源,还可影响气血运行,使气血郁滞不畅。气血是构成人体和维持生命活动的基本物质,气血失和,便可继发多种疾病。

五、痰饮瘀血

（一）痰饮

1.痰饮的概念

痰饮是水液代谢障碍形成的病理产物。一般以较稠浊的为痰，清稀的为饮。痰可分为有形之痰和无形之痰。有形之痰是指咯吐出来有形可见的痰液。无形之痰是指瘰疬、痰核和停滞在脏腑经络等组织中而未见咯吐痰液的病证。饮形成后停留于人体的局部，因其停留的部位及症状不同而有不同的名称，如《金匮要略》中的"痰饮""悬饮""溢饮""支饮"等。

2.痰饮的形成

痰饮是水液代谢障碍形成的病理产物，水液代谢是一个复杂的生理过程，与肺、脾、肾、三焦以及肝、膀胱等脏腑的功能活动有关。由于肺主宣降，通调水道，敷布津液；脾主运化，运化水液；肾阳主水液蒸化；三焦为水液代谢之道路，所以水液代谢与肺、脾、肾及三焦的关系尤为密切。若外感六淫、内伤七情或饮食劳逸等致病因素侵犯人体，使肺、脾、肾及三焦等脏腑气化功能失常，影响及水液代谢，引起水液代谢障碍，便可形成痰饮。

3.痰饮的病证特点

痰饮形成之后，由于停滞的部位不同，病证特点也各不相同。阻滞于经脉的，可影响气血运行和经络的生理功能。停滞于脏腑的，可影响脏腑的功能和气的升降。

痰的病证特点：痰滞在肺，可见喘咳咳痰；痰阻于心，影响及心血，则心血不畅，可见胸闷胸痛；影响及心神，若痰迷心窍，则可见神昏、痴呆；若痰火扰心，则可见狂乱；痰停于胃，胃失和降，可见恶心呕吐，胃脘痞满；痰在经络筋骨，则可致瘰疬痰核，肢体麻木，或半身不遂，或成阴疽流注等；痰浊上犯于头，可致头晕目眩；痰气交阻于咽，则形成咽中如有物阻，吐之不出，咽之不下的"梅核气"。

饮的病证特点：饮在肠间，则肠鸣沥沥有声；饮在胸胁，则胸胁胀满，咳唾引痛；饮在胸膈，则胸闷、咳喘，不能平卧，其形如肿；饮溢肌肤，则见肌肤水肿，无汗，身体疼重。

（二）瘀血

1.瘀血的概念

瘀血是指血行不畅，或停滞于局部，或离经之血积存体内不能及时消散所形成的病理产物。

2.瘀血的形成

由于血液运行与五脏、气、津液、温度等很多因素有关，所以引起瘀血的原因也是较为复杂的。主要有以下五个方面。

（1）气虚引起血瘀：气为血帅，血液的运行必须依赖着气的推动作用。气虚行血无力，血行迟缓而瘀滞。

（2）气滞引起血瘀：气停留阻滞于局部，不能行血，血液因之而停滞，从而形成瘀血。

（3）血寒引起血瘀：血液得温则行，遇寒则凝。寒性凝滞，侵入血中，则血行迟缓或停滞于局部，形成瘀血。

（4）血热引起血瘀：热入血中，灼伤津液，使得血行迟缓，形成瘀血。或热邪损伤血络，迫血妄行，引起出血，而形成瘀血。

（5）外伤引起血瘀：跌扑损伤，造成血离经脉，积存于体内不得消散而形成瘀血。

3.瘀血病证的共同特点

（1）疼痛：其性质多为刺痛，痛处固定不移，拒按，夜间痛甚。

（2）肿块：外伤肌肤局部，可见青紫肿胀；瘀积于体内，久聚不散，则可形成癥积，按之有痞块，固定不移。

（3）出血：血色多呈紫黯色，并夹有血块。

（4）望诊：久瘀可见面色黧黑，肌肤甲错，唇甲青紫，舌质暗紫，舌边尖部有瘀点、瘀斑。

（5）脉象：多见细涩、沉弦或结代等。

4.瘀血的病证特点

瘀血的病证特点因瘀阻的部位和形成瘀血的原因不同而异。瘀阻于心，影响心主血脉，可见心悸、胸闷、胸痛，口唇、指甲青紫；瘀血攻心，影响心神，可致发狂；瘀阻于肺，可见胸痛、咯血；瘀阻胃肠，可见呕血，大便色黑如漆；瘀阻于肝，可见胁痛痞块；瘀阻胞宫，可见少腹疼痛，月经不调、痛经、闭经、经色紫黯成块，或见崩漏；瘀阻肢体末端，可成脱骨疽；瘀于肢体肌肤局部，可见局部肿痛、青紫。

第二节　发　病

发病是指疾病的发生或复发。发病学是研究疾病发生的基本原理、途径、类型和影响疾病发生的因素的理论。

一、发病原理

疾病发生的机制错综复杂，概括而论，不外是正气与邪气两种力量的相互抗争的过程。因此，正邪相搏是疾病发生、发展、变化、预后全过程的最基本最核心的机制。

（一）正与邪的涵义和作用

1.正气的涵义与作用

正气是机体脏腑、经络、气、血、津液等生理功能的综合作用。包括脏腑、经络、官窍和精、气、血、津液神的功能活动，以及防御、抗病、祛邪、修复、再生、康复、自愈、自我调控、适应等能力，简称"正"。

正气的强弱取决于三个基本要素。一是人体脏腑、经络、官窍等组织的结构形质的完整性；二是精、气、血、津液等生命物质的充盈程度；三是各种生理功能的正常与否及其相互和谐有序的状态。精、气、血、津液是产生正气的物质基础，脏腑经络等组织器官的生理功能活动是正气存在的表现。因此，精、气、血、津液充沛，脏腑经络等组织器官的功能正常，人体之正气才能强盛。

正气的作用方式有三：一是自我调节与控制。随着自然环境、社会文化环境的不断变化，正气能调节、影响、控制体内脏腑、经络、气血、津液等功能状态，以适应体外环境的变化，人体内环境的协调、有序和统一。二是抗御外邪的入侵。邪气侵入机体,正气必然会与之抗争,正气强盛,抗邪有力,则邪气难以入侵,可不发病。三是祛邪外出。邪气入侵,正气强盛,可在正邪抗争的过程中,及时祛除病邪,消除或减弱邪气的致病能力,或虽发病,邪气难以入深,易被祛除,病情较轻,很快痊愈,预后良好。四是修复和再生作用。对于邪气入侵而导致的阴阳失调,气血津液神失常或脏腑器官损伤,正气具有修复、重建、再生的能力,纠正阴阳失调,修复脏腑器官损伤,促使精、气、血、津液的再生等,有利于疾病的痊愈。

2.邪气的含义与作用

邪气泛指一切致病因素。简称"邪"。包括来自外部环境中的自然、社会等多种因素,诸如六淫、七情、疫气、饮食、劳逸、寄生虫、意外伤害等,其次是来自体内的具有致病作用的因素,诸如水湿、痰饮、瘀血、结石等。《儒门事亲·汗下吐三法该尽治病诠》云:"夫病之一物,非人身素有之也。或自外而入,或自内而生,皆邪气也。"邪气概念首见于《内经》,《素问·调经论》云:"夫邪之生也,或生于阴,或生于阳。其生于阴者,得之风雨寒暑;其生于阳者,得之饮食居处、阴阳喜怒。"明确将邪气分为自然因素和社会文化因素。这些邪气都具有损伤脏腑、经络、器官等组织,破坏阴阳平衡,损耗精、气、血、津液、神等,从而导致正气受损,发生疾病。

邪气侵犯人体,主要对脏腑、经络、器官等组织产生损害,或生理功能障碍。因而,邪气的损害作用主要有以下三种:①造成脏腑组织的损害。邪气入侵人体,可以造成机体的五脏六腑、经络、官窍、皮肤、骨骼、肌肉等器官不同程度的形态结构破损或缺失;或造成精、气、血、津液等物质损耗,使生命的物质结构遭受破坏,甚至难以维系生命活动。②导致脏腑生理功能障碍。邪气进入人体,可导致机体的阴阳失衡、精、气、血、津液代谢紊乱,或神志活动失常等,从而出现生命现象异常。③改变体质类型。邪气入侵所导致的脏腑形质损害和生理功能的紊乱,从而改变了构成人体特质的物质基础,进而使人体特质产生逆转,出现新的体质特征。

邪气侵犯人体可以表现出体形特征、生理功能、心理特征以及易患某些疾病的倾向的改变。例如阳邪致病,损伤阳气,病久可使人体由原型体质转变为阳虚体质,阳虚体质更易罹患阴寒之邪。《医学真传》云:"人身本无病也。凡有所病,皆取之,或耗其精,或劳其神,或夺其气。"

(二)正邪在发病中的作用

发病学认为,任何疾病的发生都有其一定的原因,这些原因不外乎机体功能状态与致病因素两个方面。《灵枢·顺气一日分为四时》云:"夫百病之所始生者,必起于燥湿寒暑风雨,阴阳喜怒,饮食居处。气合而有形,得脏而有名。"所谓"气合而有形"即指正气与邪气相互作用,方能呈现一定的病形。

任何疾病的发生都是在一定的条件下,正邪相争,正不胜邪的结果。发病是人体在某种条件下,生理功能状态、抗病能力、修复能力与致病因素相互抗争的过程。中医学认为正气虚是发病的基础,邪气盛是发病的条件。

1.正气不足是发病的内在根据

(1)正气存内,邪不可干:发病学特别重视人体正气的动态。认为在通常情况下,人体正气旺盛或邪气毒力较弱,则正气足以抗邪,邪气不易侵犯机体,或虽有侵袭,亦不能导致发病。人体脏腑、经络、器官、精、气、血、津液神等生理功能活动和变化尚在常态范围,即正能御邪,故不发病。

《素问·遗篇·刺法论》云:"正气存内,邪不可干。"反之,如果机体脏腑、经络、器官等生理功能失常,超越了常态范围,导致正气虚衰,抗病能力低下,不足以抵御邪气,或邪气乘虚而入,即正不胜邪而发病。

(2)邪之所凑,正气必虚:正气虚弱是发病的必要条件,正气虚弱不外乎两种情形。一是机体脏腑组织的生理功能低下,抗邪防病和修复、再生能力不足;二是由于邪气的致病毒力异常过强,超越了正气的抗病能力,使正气表现为相对虚弱。在这两种状态下,均可导致邪气入侵机体,使脏腑、经络、气血等功能失常而发生疾病。疾病的发生;涉及正气与邪气两个方面,但是起决定性作用的仍然是正气,邪气必须借助正气不足才有可能侵入发病。

《灵枢·百病始生》云:"风雨寒热不得虚,邪不能独伤人。卒然逢疾风暴雨而不病者,盖无虚,故邪不能独伤人。此必因虚邪之风,与其身形,两虚相得,乃客其形。"正气的虚损或不足是人体是否发病的内在根据。《素问·评热病论》概括为:"邪之所凑,其气必虚。"

2.邪气侵袭是发病的重要条件

发病学强调正气在发病中的主导作用的同时,也极为重视邪气在发病中的特殊作用。邪气作为发病的重要因素,与疾病发生的关系极为密切。

首先,邪气是导致发病的外因。通常发病是邪气入侵人体引起正邪抗争的结果。因而,邪气是导致疾病发生的重要因素。

其二,邪气是决定和影响发病的性质、特征、证型的原因之一。不同的邪气侵犯人体,必然表现出不同的发病方式、特征、证候类型等。通常六淫外邪致病、发病急骤、病程较短,初期多为表证,又有外感风、寒、暑、湿、燥、火等不同的证型。内伤七情,发病缓慢,病程较长,发病方式多见直中脏腑,病理损害以气机紊乱为特征。饮食劳倦,多伤脾胃,或伤精耗气等。意外伤害,多损伤皮肤、肌肉、骨骼或关节等。

其三,影响病位及病情、预后等。邪气的性质与致病特征、受邪的轻重与发病的部位、病势的轻重、预后的良好与否高度相关。通常外感六淫,侵犯肌表,病情较轻,预后较好。如果由表入里,则病位较深,病势较重,预后不良。七情内伤,直中脏腑,病位较深,病势较重,病程缠绵,预后不佳。其次,感邪轻重,病位多表浅,多为表证,临床症状较轻;受邪重者,病位多深,都为里证,症状较重,预后不良。

最后,在某些特殊的情形中,邪气在发病中还起主导作用。在邪气的毒力或致病性特别强盛,而正气不虚,但是也难于抗御的情况下,邪气在发病的过程中可以起到决定性的主导作用。例如疫气的传播到瘟疫的爆发和流行,或高湿、高温、高压、电击、战伤、溺水、虫兽伤等,即便正气强盛,也不可避免而发生疾病。故《素问·遗篇·刺法论》强调应该"避其毒气",或如《素问·上古天真论》云:"虚邪贼风,避之有时。"

3.邪正相争的变化决定发病与否

邪正相争是正气与邪气之间的相互对抗与交争。邪正相搏贯穿于疾病的全过程,不仅影响到疾病的发生,而且还关系到疾病的发展和预后。

正胜邪却则不发病。邪气侵袭人体,正气即刻抗邪,若正气充足,抗邪有力,则病邪难以入侵,或侵入后被正气祛除于外,机体免受邪气干扰,不产生病理损害,不出现临床症状或体征,即不发病。实际上,自然环境中每时每刻都有致病因素的产生,可是大部分人群并不发病,此即正胜邪却的缘故。

邪胜正负则发病。在正邪相争的过程中,正气虚弱,抗邪无力;或邪气强盛,超过正气的抗邪能力,正气相对不足,邪胜正负,从而使脏腑、经络等功能失常,精、气、血、津液神失调,气机逆乱,便可导致疾病的发生。

发病之后,由于邪气性质的不同、感邪轻重的差异、病位深浅的差别以及正气强弱状态的有别,可以产生证候类型、病变性质、病情轻重、预后转归等不同的复杂证候。通常正气强盛,邪正抗争剧烈,多形成表证、实证、阳证、热证;正气虚弱,抗邪无力,多形成虚证、里证、寒证、阴证。感受阳邪,易形成实热证、热证;感受阴邪,易形成实寒证。感邪轻浅,正气强盛,病位多表浅,病势多轻,预后良好;感邪深重,正气不足,病位多深,病势多重,预后不良。最后,疾病还与病邪所中的部位高度相关。病邪进入人体,有停留在皮毛者、有阻滞于经络者、有沉着于骨者、有直中于内脏者,病位不同,病证不可穷尽。

发病是正邪相互抗争、相互博弈的结果。疾病发生的根本原因不在于致病邪气,而在于体内正气的状态。正气是发病的内在依据,邪气是发病的必要条件。

二、影响发病的因素

疾病的发生与机体的内、外环境密切相关。外环境主要是指人类赖以生存的自然和社会环境。自然环境包括地域、地形、地貌、大气、气候以及人类生活、居住、活动的场所。社会环境包括人的政治地位、经济状况、文化层次、社会交往等。内环境主要是指机体的解剖结构、生理功能、心理特质等。正气的强弱、体质特征、心理特质等都直接关系到内环境的动态。疾病的发生不仅与人体内环境的正气、体质、心理等因素相关,还与外环境的气候、地理、社会文化等因素息息相关。

(一)气候因素与发病

四时气候的形成主要是地球大气层的年节律的变化。大气层是人类赖以生存的自然环境之一。早在《内经》成书之前就认识到生命节律和周期现象与大气候的变化密切相关,尤其是气候变化对发病的影响。《素问·八正神明论》云:"天温日明,则人血淖液而卫气浮,故血易泻,气易行;天寒日阴,则人血凝涩而卫气沉。"

首先,四时气候各自不同的特点,容易引起相应部位的疾病。《灵枢·四时气》云:"四时之气,各不同形,百病之起,皆有所生。"这是四时气候变化与疾病部位相关的基本原则。这与四时气候变化之中,阴阳二气的消长变化相对应。通常春季发病多在经络,夏季发病多在孙脉,秋季发病多在六腑,冬季发病多在五脏。

其次,在四时气候变化的影响下,容易发生季节性的多发病或常见病。《素问·金匮真言论》云:"春善病鼽衄,仲夏善病胸胁,长夏善病洞泻寒中,秋善病风疟,冬善病痹厥。"春季易伤风热,夏季易中暑、胸胁胀满、腹泻,秋季多发疟疾,冬季多发痹病、厥证等,说明常见病、多发病都与四时气候变化有关。特别是四时气候的异常变化,是滋生和传播邪气,导致疾病发生的重要因素。

《素问·六微旨大论》云:"其有至而至,有至而不至,有至而太过,何也? ……至而至者和;至而不至,来气不及也;未至而至,来气有余也。"气候变化有应时而至的,有时至而气候不至的,有先时而至的。应时而至的六气是正常气候,时至而气候不至的,或时未至而气候先至的,都是非时之六气,属于异常气候变化。异常气候变化,常表现为久旱、水涝、暴热、暴冷等,既可伤及正气,又常有疫病(温病)暴发和流行。诸如麻疹、猩红热、水痘等多在冬季暴发和流行。在异常气候变化下发生的多发病和常见病或流行病、传染病,往与气候因素(六气)的阴阳变化五行属性相关。

(二)地域因素与发病

发病学认为,人与自然息息相关,人体受地域环境的直接影响和间接影响,可以反映出各种相应的生理和病理变化,易导致带有地域特征的常见病或多发病。《灵枢·邪客》云:"人与天地相应。"《素问·宝命全形论》又云:"人以天地之气生。"发病不仅要研究社会文化因素与发病的关系,更要研究地域环境等自然因素与发病的关系。因此《素问·气交变大论》强调:"上知天文,下知地理,中知人事。"

不同的地域(地理、地形、地貌)常形成局部的小气候特征。《素问·阴阳应象大论》认为我国具有五个局部小气候地域:东方生风,南方生热,西方生燥,北方生寒,中央生湿。地域不同,有不同的气候类型和特征,成为影响发病的重要因素。诸如北方多寒病,南方多热病,西方多风燥盛,东方多风盛,中央多湿盛。

地域不同,有不同的地理、地形、地貌、水土性质等差异,存在着常见或多发的地方病。《素问·异法方宜论》指出:东部地区,地势低凹,滨海傍水,食鱼嗜咸,人易患痈疽;西部地区,山高险峻,大漠砂石,干燥多风,多食酥酪、牛羊,人易多患饮食、情志疾病;北方地区,地势高陵,风寒冰冽,多游牧而乳食,人易患脏寒、腹泻;南方地区,地势低洼,沼泽湖泊,雾露瘴气,多嗜酸食腐,人易患挛痹;中原地区,地势平坦,湿润多雨,食杂而恶劳,人最易罹患痿厥、寒热。地域差异,饮食行为不同,致病因素迥异,所以有地域性多发病和流行病。

(三)体质因素与发病

体质是生命个体的形态结构、生理功能及心理活动的特征,是个体在遗传因素的基础上,受后天环境的影响,所形成的形态结构、生理功能和心理活动过程中相对稳定的特质,是先天因素和后天习得因素相互作用的综合反映。这种特质往往决定着人体对某些致病因素的易感性及其所产生证候类型的倾向性。《灵枢·寿夭刚柔》云:"人之生也,有刚有柔,有弱有强,有短有长,有阴有阳。"体质作为人体内环境的体现,与正气密切相关。

首先,体质决定和影响着正气的强弱动态变化。通常禀赋充盛,体质强壮,意味着脏腑经络等器官功能活动旺盛,精、气、血、津液神充足,正气强盛,抗病能力强,不易发病或发病易自愈;若禀赋不足,体质虚弱,则脏腑经络等器官功能活动减退,精、气、血、津液神不足,正气衰弱,抗病能力弱,易发病,甚至预后不良。

不同的体质特征,对某些邪气具有易感性。脏腑经络和精、气、血、津液神在解剖形态、生理功能上的特性,是产生体制差异的根源,因而不同的个体对某种或某些邪气具有易感性。一般阳虚体质,易感受寒邪;阴虚体质易感受火热。婴幼儿处于生长发育的最快时期,可使脏腑娇嫩,形气未充,功能不全,易感外邪,或伤于饮食,或受邪后易化热生风,或易患先天性发育不良等疾病。老年人群,功能处于衰退时期,脏腑减弱,精气神不足,调节能力和抗病康复能力均下降,易感受外邪,易化虚化寒,病程缠绵,预后不良。体形肥胖或痰湿偏盛者,易感寒湿阴邪;体形瘦弱或阴虚体质者,易感燥热阳邪。

体质差异决定和影响发病的倾向性。脏腑、经络、气血在生理功能上的特殊性,导致个体的差异性,因而决定和影响发病的倾向性以及证候类型的特殊性。《灵枢·五变》云:"肉不坚,腠理疏,则善病风""五脏皆柔弱者,善病消瘅""小骨弱肉者,善病寒热""粗理而肉不坚者,善病痹"。诸如女子以血为本,具有经、带、胎、产的生殖生理特征,发病具有特异性,而且证候类型常涉及肝郁、血虚、血瘀等要素;男子以精为本,精气易失难守,易患肾中精气亏虚之候。《妇科玉尺》云:"男子之为道也,以精;妇女之为道也,以血。"因此,"盖男子之病,多由伤精;女子之病,多由伤血。"

相同的病邪侵犯,可因体质差异,形成不同的证候类型。同样感受风寒之邪,卫气盛者,或阳盛之体,易成为表实证;卫气虚者,或阳虚之体,易形成表虚证。同遇湿气,阳盛体质易化热形成湿热证;阴盛之体则易寒化成为寒湿证。反之,体质趋同或接近的人,尽管感受不同的邪气,可表现出相同或相近的证候类型。如阳盛之体,无论感受阳热之邪或阴寒之邪,大多形成热证、实证、表证。

人的体质特异性在很大程度上,决定和影响着疾病的发生、发展、预后以及治疗上的难易程度。体质是人体内环境真实和直接的反映,是构成人体正气的重要内涵。体质因素决定了正气的强弱动态变化,影响着对邪气的易感性、发病的倾向性、证候类型差异性以及疾病的整个演变过程,是发病学的重要内容。

(四)情志因素与发病

情志因素是七情和五志的总称,都是对客观事物的体验和反映,概括了人类的全部心理活动过程。正常的情志状态是人体内环境与外环境和谐、有序地反映,同时又能促进人体生理功能的正常发挥。故情志舒畅,精神愉快,气机调畅,气血调和,脏腑生理功能协调,则正气旺盛,不易发病。长期持续的不良的情志状态和心理冲突,或突然强烈的情志刺激,超越了心神的可调节和可控制范围,可以导致阴阳失调、脏腑功能紊乱、气机运动障碍,或精、气、血、津液代谢失常,从而正气减弱,易发疾病。

首先是个体的需求或欲望得不到满足时,容易导致心理冲突,造成焦虑、抑郁、愤怒等情绪状态,影响脏腑经络气血等生理功能,导致气血内乱。《灵枢·贼风》云:"因而志有所恶,及有所慕,血气内乱,两气相搏。"生活中的意外事件,使人产生愤怒、大喜、大悲等激烈的情志刺激,进而影响脏腑气血紊乱,正气衰弱。《素问·疏五过论》云:"离绝菀结,忧恐喜怒,五脏空虚,血气离守。"生离死别的悲哀、抑郁,或过度的忧虑、恐惧、喜怒等都可导致五脏空虚,正气衰弱,或遭遇社会地位、经济状况、生活境遇等变故,造成情志创伤,使正气内耗。《素问·疏五过论》云:"故贵脱势,虽不中邪,精神内伤,身必败亡。始富后贫,虽不伤邪,皮焦筋屈,痿躄为挛。"社会人际关系和睦与否与发病有一定的联系。《灵枢·逆顺肥瘦》云:"上合于天,下合于地,中合于人事。"人事即社会人际关系,包括同事关系、邻里关系、亲属关系、家庭关系等,人际关系协调,心情愉快,情志正常,可促进心身健康。反之,则易引起心理冲突和矛盾,情志不和,久蓄为病。

情志变化导致发病的机制主要有以下几种。

1.情志因素易伤气机,继伤脏腑

《素问·举痛论》概括云:"百病生于气。"情志刺激是导致气机失调的主要原因之一,气机失调继而又伤及脏腑,导致发病。

2.情志过激直接伤及脏腑

《灵枢·百病始生》云:"喜怒不节,则伤脏。"由于情志为五脏所主,也是五脏生理活动的外在表现。情志过激可直接伤及内脏。

3.情志因素可先伤心,继而损伤脏腑

《灵枢·口问》云:"悲哀愁忧则心动,心动则五脏六腑皆摇。"情志变化由心发出,情志刺激常先伤心,继而影响到其他脏腑,并可引起全身性疾病。

4.情志过激损气伤精耗血

长期不良的情志刺激,或持续的心理冲突得不到缓解,致使精气血日渐耗损,正气衰微,邪气内犯,表现为"身体日减,气虚无精,病深无气,洒洒然时惊。"(《素问·疏五过论》)情志过激在表耗损卫气,在里劫夺精血,正如《素问·疏五过论》所云:"尝贵后贱,虽不中邪,病从内生,命曰脱营;尝富后贫,命曰失精。"

情志因素是影响疾病发生、发展、预后的重要因素。一方面取决于情志变化刺激的强度、频率和时限,另一方面又取决于对情志变化刺激的敏感性和耐受性。更重要的是情志变化刺激导致的正气强弱的变化,因而具有重要的临床意义。

三、疾病发生、发展的一般规律

中医的发病学认为,疾病在"正邪相争""正不胜邪"的发生、发展过程中,由于邪气侵入机体有其一定的途径,"正"与"邪"两者之间的力量对比亦有其盛衰消长的变化,因此在整个疾病的发生、发展过程中就产生了各个不同的发展阶段,而在发病途径、病变部位以及疾病的传变等方面,都存在着发生、发展的一般规律。

(一)发病途径及病变部位

中医发病学认为疾病的发生途径大致有如下几个方面。

1.病由外入

主要是指病邪由外侵袭机体,其侵袭途径则有由皮毛而经络而脏腑,或由口、鼻而入。

所谓病邪由皮毛而侵袭机体,即如《素问·调经论》所论:"风雨之伤人也,先客于皮肤,传入于孙脉,孙脉满则传入于络脉。"《素问·皮部论》也说:"络脉满则注于经脉,经脉满则入舍于脏腑也。"伤寒病的"六经传变",即是由表入里,由皮毛而经络入脏腑而发病,并以太阳、阳明、少阳、太阴、少阴、厥阴顺序进行传变。而病邪由口、鼻而入,常是温热病的发病途径。如叶天士《温热论》说:"温邪上受,首先犯肺。"指出了现代临床常见的多种呼吸道或消化道传染病的传染途径。

(1)空气相染:古代医家已经认识到被病邪污染的空气,常可经呼吸将病邪传染于人。

(2)饮食相染:系指进食陈腐不洁并被疫邪所污染的食物,经口而入,则病邪即可直犯胃肠而发病,如霍乱、痢疾等。

(3)接触相染:吴又可在《温疫论》中指出:"疠气,若众人触之者,即病。"此即指接触传染而言。同时,古代医家还认识到能够影响染疫的因素,除了疫病病邪致病毒力的强弱、正气的盛衰外,还与气候的反常有关。目前,由于现代工业和现代农业的发展、人口的增加、人类活动范围的增大,所带来的环境的污染和破坏,也将成为引起疾病的原因和途径。

2.病由内生

主要是指精神刺激、饮食、房事、劳逸所伤,以及年老体衰等因素作用于机体,导致机体对周围环境的适应能力低下,从而使脏腑组织阴阳气血的功能发生失调、紊乱或减退,因而导致病由内生。如《灵枢·口问》说:"阴阳喜怒,饮食居处,大惊卒恐,则血气分离,阴阳破败,经络厥绝,脉道不通,阴阳相逆,卫气稽留,经脉虚空,血气不次,乃失其常。"

3.外伤致病

主要即是指跌仆、刀枪、虫兽伤等意外损伤,则可使机体皮肉、经络破损,气血亏耗,同样亦可以导致脏腑组织阴阳气血功能紊乱而发病。

(二)疾病的发展与传变

中医发病学认为,人体皮表肌肉与内脏之间、各脏腑组织器官之间,都是通过经络系统作为联络通路而发生影响的。因此,在疾病的发展过程中,发生于机体任何一个部位的病变,都可以通过经络发生表里、上下及脏腑之间的传变。

1.表里相传

病邪侵入机体,常由皮毛肌表通过经络而由表传里,再传至脏腑另一方面,体内脏腑发生病变后,其病邪亦可由里达表,在体表皮肤出现各种不同的病理反应。例如麻疹病证之皮疹外透,即是疹毒由里达表的体现。

2.上下相传

不同性质的外邪,常由机体或上或下的不同部位,循其不同途径而侵袭机体。如《灵枢·百病始生》说:"清湿袭虚,则病起于下;风雨袭虚,则病起于上。"但是,人体是一个有机整体,邪侵部位虽有不同,但是依然可以通过经络发生上下传变,反映出整体的病理反应和证候。故《素问·太阴阳明论》说:"阳病者,上行极而下;阴病者,下行极而上。故伤于风者,上先受之;伤于湿者,下先受之。"

3.脏腑相传

所谓脏腑病变,主要即是脏腑功能的失调或障碍,主要反映为功能的太过或不及两方面。脏腑病变又可通过经络的联系,彼此发生影响,一般有如下几种可能。

(1)一脏功能太过可以影响相关脏腑,从而使该脏腑功能失调:如肝气亢逆易于乘袭脾土,而使脾运化功能失调,出现腹痛、泄泻等症,临床上则称之为肝气犯脾。同样,也可以因为一脏功能太过,而促使另一脏腑功能偏亢。如肝气亢盛,化热化火,从而引发心火偏亢,出现心烦、少寐等症。临床则称之为肝火引动心火,或心肝火旺。

(2)一脏功能不足可以使另一脏功能失调或不足:如脾气虚损,可以导致肺气不利,宣肃失职,甚至肺气虚弱,从而出现气短、语声低弱、咳嗽、咳痰等症,临床上称之为脾虚及肺。也可以由于一脏功能不足,制约它脏能力减退,从而导致另一脏功能偏亢。如肾阴不足,则肾精不能滋养肝阴,肝肾阴亏,不能制约肝阳,则肝阳偏亢,因而出现肝风上扰证候,如眩晕、耳鸣、抽搐、震颤等症,临床上则称之为阴虚肝旺,即水不涵木,肝风内动。

(3)一脏病变可循经传于与其互为表里的脏腑,从而使该脏功能也发生紊乱:如心火可以循经下移于小肠;脾虚可以导致胃纳失职;肺失肃降则大肠传导功能失常;肾气虚衰则气化失司,膀胱贮尿、排尿功能紊乱等,皆属此类传变。

应当认识到,疾病是人体与来自外界环境或身体内部有害因素作斗争的复杂过程,即"正邪相争"。疾病的发生,即是由于正邪相争,从而引起机体阴阳、气血、脏腑经络的功能失调所致。一般而言,正气的强弱不仅决定着疾病的发生,而且疾病的发展和传变,也主要取决于正气的盛衰变化。

第二章　针灸推拿治疗原则

第一节　针灸的治疗原则

针灸治疗原则是针灸治疗疾病所遵循的基本准则,对确立针灸治疗方案具有直接的指导意义。针灸治疗原则主要有补虚泻实、清热散寒、标本缓急、三因制宜、同病异治与异病同治等。

一、补虚泻实

补虚指扶助正气,泻实指祛除邪气。《素问·通评虚实论》说:"邪气盛则实,精气夺则虚。"此指出正气不足为"虚",邪气盛为"实"。《灵枢·经脉》说:"盛则泻之,虚则补之,……陷下则灸之,不盛不虚以经取之。"此提出了虚则补、实则泻的正治法则,这是针灸补泻的基本原则。

（一）补虚

"虚则补之"是指虚证采用补法治疗。针刺补法主要通过针刺手法的补法结合腧穴特性和配伍来实现的。如某脏虚,可在其背俞穴、原穴施行针刺补法达到补益本脏的目的;此外,正气不足时可选用具有强壮作用的腧穴,如关元、足三里、气海等。还可根据五腧穴的五行属性,结合五行之间生克制化的关系,采用"虚则补其母"的方法,如某脏腑的虚证可选用本经母穴、表里经母穴或母经母穴进行治疗。虚证中的陷下证,多由于气虚尤其是阳气不足引起,用灸法可温补阳气,升提举陷,如脱肛灸百会等。

（二）泻实

"实则泻之"是指实证采用泻法治疗。针刺泻法主要通过针刺手法的泻法结合腧穴特性和配伍应用来实现。如胃实热证,可取胃经荥穴内庭,运用针刺泻法达到祛邪的目的。还可根据五腧穴特性,结合五行生克制化的关系。"实则泻其子",如某脏腑实证可选用本经子穴、表里经子穴或子经子穴以泻实。如果络脉瘀阻,可选取膈俞、曲泽、委中等穴用三棱针点刺出血,或加拔火罐,直接祛除瘀血,达到活血化瘀的目的。

临床中关于补和泻的内容是很丰富的,如配穴内容有全补、全泻,或补多泻少、补少泻多;对施术部位的选择有上补下泻,上泻下补,左补右泻,左泻右补;在施术过程中有纯补纯泻,也有先补后泻和先泻后补。另外,还可结合气血营卫运行与天时相应,天气时运盛则泻,反之则补。由于疾病的临床证候复杂多变,除补虚、泻实外,还应根据虚实程度、轻重缓急决定补泻的多少先后。

二、清热散寒

清热指热性病证治疗用清法;散寒指用温通或回阳法治疗寒性病证。《灵枢·经脉》说:"热则疾之,寒则留之。"这是针对热证和寒证的治疗原则。

（一）清热

清热是针灸发挥疏风、清热、解毒、开窍作用的一种治疗方法,适用于热证。《素问·至真要大论》说:"温者清之。"《灵枢·经脉》说:"热则疾之。"即指浅刺疾出或点刺出血,快速进针,快速出针而不留针。如邪热在表,或热闭清窍导致昏厥等,应浅刺而疾出,可用三棱针在大椎或十二井穴点刺出血,有清泄热毒、醒脑开窍的功效。临床上常用方法有以下几种。

1.疏风散热

取大椎或风府、风池、身柱、肺俞,用三棱针刺出血,合谷、列缺针用泻法,主治风热感冒、咳嗽、脉浮数有力的表热证。

2.清热开窍

取百会、水沟、承浆、十宣,点刺法出血、用泻法,以治疗中风窍闭、中暑昏迷、小儿惊厥、热极神昏、痰迷心窍、精神失常等热盛窍闭证。

3.清热解毒

取大椎、颊车、翳风、合谷,针用泻法,取少商、商阳点刺出血,以治疗痄腮、咽喉肿痛、口舌生疮等温毒热证。

4.清泄里热

根据热邪所客脏腑,取本经之井穴或荥穴,用毫针点刺出血,调理五脏六腑之热。

（二）散寒

散寒是指发挥针灸温养阳气,温经通络,回阳固脱的作用,以治疗寒证的方法,《素问·至真要大论》说"寒者热之""清者温之",《灵枢·经脉》说"寒则留之",指寒性病证应深刺而久留针。如寒邪内生之疾,针刺应深且多留针,并可加用艾灸以温散寒邪。治疗寒证可用"烧山火"法。临床上常用方法有以下几种。

1.温经通络

根据寒邪所在部位,循经取穴,针用补法,留针。或用温针,针后加灸,使其产生热感,主治瘫痪、痿软,风湿痹痛等。

2.温中散寒

取上脘、中脘、下脘、梁门、建里、足三里,针用补法,留针,或针后加灸,使其产生热感,以治疗胃脘隐痛,得温则减,消化不良,脉沉迟等胃寒证。

3.回阳固脱

取关元、神阙用灸法,时间宜长,用以治疗目合口张、手撒遗尿、四肢厥冷、脉微弱的元阳欲脱之证。

三、标本缓急

标与本是一个相对的概念,指在疾病的发展变化中各种矛盾的主次关系。标本含义颇广,可以说明疾病过程中各矛盾的本末、主次、先后关系。从病变部位来说，内为本，外为标；从邪正双方来说，正气为本，邪气为标；从病因与症状来说，病因为本，症状为标；从疾病来说，原发病为本，继发病为标。在针灸治疗中，要根据具体情况，处理好治标与治本的关系，确立相应的治疗原则。

（一）治病求本

治病求本，指针对病因进行治疗，临床症状只是疾病反映于外的现象，治疗要通过辨证，确立证型，最终找到疾病的本质，给以相应的治疗。《素问·阴阳应象大论》曰："治病必求于本"，这是在大多数情况下治疗疾病所要坚持的基本原则。运用这一治则的关键在于抓住疾病的根本原因，如外感风寒引起发热，风寒是病之本，发热是病之标。此时用祛风散寒的治法以解其表，则热可自退。内伤病阴虚发热，阴虚是其本，发热是病之标，此时用补阴的治法，则虚热亦可自退。还可根据症状出现的先后区分标本。例如，梅尼埃综合征所表现的眩晕引起呕吐，眩晕是本，呕吐是标，应先治眩晕，可刺风池、印堂或神庭等穴，眩晕控制则呕吐也随之而止。而神经性呕吐，病先呕吐，难进饮食引起眩晕，就应先治呕吐，可刺内关、中脘、足三里等穴，待吐止则眩晕也可随之而愈。

（二）急则治标

在某些特殊情况下，标病甚急，如不及时处理就可危及生命或影响疾病的治疗，此时治本不能救其急，应急治其标。例如，中风闭证，其病多因年老肾阴亏耗、肝阳上扰而致，但此时病势危急，应当用醒脑开窍法，刺十宣、水沟、百会等穴，先治其标，待神志清醒，再调补肝肾、疏通经络以治其本。又如支气管哮喘发作时，痰涎上涌气道，呼吸困难，此时也应先治其标，豁痰平喘，刺列缺、丰隆、天突、膻中等穴，待哮喘平息后，再调补肺肾、脾胃，以治其本。

（三）缓则治本

在标病并不急迫的情况下，则应遵循"治病求本"的原则，以治其本，如外感风寒引起的咳嗽，病因风寒为本，症状咳嗽为标，可针刺大椎、风池、列缺以疏风散寒治其本，风寒去则咳嗽自愈。再如妇女更年期综合征，多数是肝、肾阴亏，肾水亏不能涵养肝木，就容易导致肝阳上亢，当用缓则治其本的治则补益肝。肾以潜其阳，可针刺补复溜、三阴交、关元、肾俞、太冲等穴。

（四）标本同治

病有标本缓急，所以治有先后。疾病在发展过程中出现标病与本病俱缓或俱急的状态时，则可采用标本同治法。例如高血压病，如属于肾阴虚、肝阳亢，症见眩晕、头痛重，并有漂浮感、耳鸣健忘、心悸失眠、舌红、苔薄白或薄黄、脉弦细而数，可针太溪、照海、肾俞等穴补肾以治其本，同时针太冲、行间、风池等穴泻以治其标。另外，外感病中病邪由表入里，出现表里同病，感受寒邪引起发热、腹泻兼见时，在针泻合谷、曲池清热解表的同时，针泻天枢、上巨虚以清其里。

四、三因制宜

中医学认为人与自然界是统一的整体，季节、地理环境等的变化会直接影响到人，所以在疾病的治疗过程中也要充分考虑这些因素的作用；同时，人的个体差异也需要在治疗方法上有所区别。三因制宜是指因时、因地、因人制宜，即根据季节变化（包括时辰）、地理环境和治疗对象的不同，制定适宜的治疗方法。三因制宜的核心是指针灸治疗中不能孤立地看待疾病，既要看到人是一个整体,又要注意个体差异,人与自然有密不可分的关系,将其作为一个整体进行分析,才能收到较好治疗效果。

（一）因时制宜

因时制宜是指在针灸治疗时,根据患者所处的季节与时辰制订相应的治疗方案,四时气候的变化对人体的生理功能和病理变化有一定的影响。春夏之季,阳气升发,人体气血趋向体表,病邪伤人多在肌表;秋冬之季,阴气渐盛,人体气血潜藏于内,病邪伤人多在深部。在治疗上,春夏浅刺,秋冬深刺。历代医家根据人体气血流注盛衰与一天之内不同时辰的变化,提出子午流注、灵龟八法、飞腾八法等按时取穴的治疗方法。因时制宜还包括要根据病情选择有效的治疗时机。如疟疾多在发作前2～3 h针刺;失眠症一般在下午针刺;痛经一般在月经来潮前1～2天开始针刺,均是提高疗效的有效手段。

（二）因地制宜

因地制宜是指根据不同的地理环境制订治疗方案。由于地理环境、气候条件和生活习惯的不同,人的生理活动和病理特点也不相同,治疗方法也有差异。《素问·异法方宜论》指出:"北方者……其地高陵居,风寒冰冽,其民乐野处而乳食,脏寒生满病,其治宜灸焫。南方者……其地下,水土弱,雾露之所聚也,其民嗜酸而食胕,故其民皆致理而赤色,其病挛痹,其治宜微针。"即地高气寒之所,多用灸法;温暖潮湿之地,多用毫针。

第二节　推拿的治疗原则

推拿的治疗原则是在中医基础理论指导下,针对推拿学科的特点而制定的具有普遍意义的大纲领和总原则。

一、治病求本

"本"的本义是树木的根,引申为本质、本原。治病求本,就是寻求疾病的根本原因,并做针对性的治疗。《素问·阴阳应象大论》曰:"治病必求于本。"这是中医和中医推拿辨证施治最基本的治疗原则。"本"是相对于"标"而言。"本"与"标"是一对相对的概念,含义多端。如从正气与邪气来看,正气为本,邪气为标;从病因与症状、体征来看,病因为本,症状、体征为标;从疾病的先后来看,原发病、旧病为本,继发病、新病为标。症状和体征是疾病的外在表现,但是并不一定能反映其本质,有的甚至是假象,临床上必须明察。本为病之源,标为病之变。病本唯一,隐而难明,病变多端,显而易见,以致推拿临证,多有不知根本而唯据现象,或不图治愈之功,但求一时之效者。因此,必须尽可能充分地收集疾病的全部信息,通过综合分析,透过现象看到本质,找到病本之所在,以确定相应的治疗方法。

如推拿治疗软组织疼痛,若能找到原发性疼痛病灶而治之,往往事半功倍。若将继发性疼痛部位或传导性疼痛区域误当做原发病灶,舍本逐末,见痛镇痛,则很难取效或根治。又如腰椎滑膜嵌顿性急性腰痛,如果了解了发病机制,明确其症结所在,选用合适的治疗体位和针对性治疗手法,就能立竿见影。如果按常规急性腰扭伤的方法处理,则不但难以见效,数日不愈,甚至有可能加重病情。

"治病求本"应与"急则治其标,缓则治其本"和"标本同治"原则兼顾。病有标证甚急、标本并重和标本不明之分,因此,应根据标本缓急,灵活变通应用。当标证甚急时,理应"急则治其标"。如治疗急性病证时,标急不治,其本难除。这时的治标只是在应急情况下的临时措施,或是为治本创造条件的权宜之计。再如在旅游途中突发急性胆绞痛,在一时无法确诊是急性胆囊炎还是胆石症,又没有其他医疗条件时,可临时采用按压胆囊穴或右侧背部相应节段压痛点以镇痛,为其他治疗争取时间。只有在标急缓解后,才能实施"缓则治其本"。在标本并重时,当应"标本同治"。如治疗脊柱紊乱所致的肌痉挛疼痛,肌痉挛疼痛不消除,则脊柱紊乱难以纠正;脊柱紊乱不纠正,则肌痉挛疼痛难以消除。而标本不明时,则宜对症处理,先治其标,以利去伪存真,由标及本,达到治本的目的。

二、扶正祛邪

自从《素问·至真要大论》提出了"盛者泻之,虚者补之"之后,补虚(扶正)泻实(祛邪)一直是中医内治法和外治法的基本理念。疾病不外是正气不足的虚证或邪气亢盛的实证。治疗疾病的实质,就是运用各种方法扶助正气,祛除邪气,改变邪正双方的力量抗衡,使之朝着有利于疾病痊愈和康复的方向转化。

扶正和祛邪法则的基本内容是补虚与泻实。《素问·至真要大论》曰:"高者抑之,下者举之,有余折之,不足补之,佐以所利,和以所宜,必安其主客,适其寒温,同者逆之,异者从之。"《内经》提出的补虚泻实的原则,普遍适用于所有的中医临床实践。但是,包括推拿在内的中医外治法的补泻与中医内治法的补泻是有所区别的。

(一)扶正

扶正是指扶助正气,增强体质,提高机体抗病能力和自然修复能力的治疗法则。适用于以正气虚为主要矛盾的虚证。推拿扶正补虚主要体现在以下几个方面。

1.通过流通气血而补虚

推拿补虚,重在活血行气。《素问·举痛论》记载:"寒气客于背俞之脉则脉泣,脉泣则血虚,血虚则痛,其俞注于心,故相引而痛,按之则热气至,热气至则痛止矣。"通过按压背部心俞穴而活血补血,达到治疗血虚疼痛的目的。清代吴师机的《理瀹骈文》进一步提出了外治法"气血流通即是补,非必以参芪为补也"的命题。以常见的眩晕来说,《灵枢》有"髓海不足""上气不足"和"上虚则眩"之说,临床常归咎于椎基底动脉供血不足,通过颈项部软组织放松手法和颈椎拔伸手法治疗,可有效增加脑部的血液供应,虽然没有增加全身的血容量,但由于改善"上虚"状态,同样达到了"补虚"的目的。

2.通过特殊部位而补虚

由于一些腧穴和部位的补虚特异性,推拿可以通过刺激这些腧穴或部位发挥扶正补虚作用。常用的补虚腧穴如关元、气海、命门、肾俞、膏肓俞等,部位有丹田、腰部等。《圣济总录》记载治疗虚劳须腰部常摩擦,"每摩须至三千余遍,兼理肾虚。"《居家宜忌》曰:"每夜以手握擦涌泉穴,左右各三百,甚益下元。"实验也证明,这些特殊腧穴和部位具有补虚的作用。

3.借助药物外用而补虚

内服的补虚药物可以通过膏摩法经皮吸收而发挥补虚作用。《理瀹骈文》认为:"外治之理即内治之理,外治之药即内治之药,所异者法耳……治在外则无禁制,无窒碍,无牵掣,无黏滞。"如《韩氏医通》以"外鹿髓丸"摩腰补肾;《圣济总录》记载:"治五劳七伤,腰膝疼痛,鬓发早白,面色萎黄,水脏久冷,疝气下坠,耳聋眼暗,痔漏肠风。凡百疾病,悉能疗除。兼治女人子脏久冷,头鬓疏薄,面生皯黯,风劳血气,产后诸疾,赤白带下",宜用"大补益摩膏","久用之,血脉舒畅,容颜悦泽。"

4.辅以自我按摩而补虚

通过指导患者自我按摩来扶正补虚,是中医推拿的一大特色。自我按摩操作法有擦肾俞、摩丹田、运膏肓、摩涌泉等。《理瀹骈文》有"按摩补五脏法",即以自我按摩头面五官来补养相应的五脏。吴师机认为:"面属足阳明胃,晨起擦面,非徒为光泽也,和血气而升阳益胃也。"《寿世青编》也认为:"擦面十四遍,健脾。"古人还认为自我摩擦肾俞可以"生精固阳补肾"(《养生须知》);"治肾堂虚冷"(《赤凤髓》);"肾俞暖,则肾水自升"(《道法会元》)。《玄机口诀》云:"古人有言:肾暖则生精。向背后摩擦肾堂、命门两穴,使其大热,则精自生。"《养生须知》还认为自我按摩涌泉,"久久行之,补肾固精,百病不生"。

(二)祛邪

祛邪,是指祛除病邪,消除致病因素及其作用,使邪去而正安的治疗法则。适用于以邪气盛为主要矛盾的实证。邪气,可以是自外而入的"风、寒、暑、湿、燥、火"六淫,也可以是由内而生的痰浊、瘀血、宿食、郁气等。祛邪要注意"给出路",就是说要提供将病邪排出体外的途径。祛邪外出的途径,无非通过大便、小便、痰液、汗液和呼吸,于是就有了通便、利尿、排痰、发汗和调息等各种治法。推拿对于通过上述途径的排毒祛邪,均有直接或间接的作用。推拿祛邪,可以弥补药物疗法的不足,有些作用甚至是药物内治法无法达到的。例如,阻塞性肺部疾病,或肺系邪热壅盛,痰色深黄而黏稠,咳痰不出,单纯用大剂量抗生素或中药内服可能因药力无法到达肺部病灶而无效,此时如果能配合运用拍法、振法在上背部和胸部操作,通过促进气道内的纤毛运动,将有助于稀释和排出痰液。痰液顺利排出,药物才能更好地发挥作用。

三、调整阴阳

阴阳失衡是一切疾病发生、发展的普遍规律。各种致病因素导致机体的阴阳消长失去动态的平衡,都会形成阴阳偏盛、偏衰、阴不制阳、阳不制阴等阴阳失衡的病理状态。阴阳失衡的结果是人体脏腑、经络、气血、营卫及气机升降出入等相互关系失调。一切疾病皆可以阴阳失衡概括之。阴阳是中医辨证的总纲。《内经》已将调整阴阳作为中医临床防治疾病的根本法则之一,有诸多论述。如《素问·至真要大论》曰:"谨察阴阳所在而调之,以平为期。"《素问·汤液醪醴论》指出:"平治于权衡。"《素问·经脉别论》指出:"气归于权衡,权衡以平。"《素问·玉版论要》也指出:"阴阳反他,治在权衡相夺。"可见调整阴阳是治疗一切疾病的总则,在治疗过程中应针对疾病过程中阴阳失衡的病理状态,损其偏盛,补其偏衰,使之恢复相对平衡,达到"阴平阳秘,精神乃治"(《素问·生气通天论》)。

调整阴阳,同样也是推拿治疗的基本原则。王冰在注释《素问·血气形志》"治之以按摩醪药"时说:"夫按摩者,所以开通闭塞,导引阴阳。"推拿调整阴阳,既可以调整五脏六腑的阴阳失衡,更可以调整骨节经筋的阴阳失衡。人体躯干是以脊柱为中轴而左右对称平衡,不良的生活习惯、失衡的身体姿势、过度疲劳等慢性劳损因素,可造成椎周软组织损害,引起脊柱、骨骼肌的阴阳失衡。症见慢性腰腿痛,腰骶、臀、股等骨骼肌出现硬节、痉挛、压痛点,脊柱侧凸,骨盆旋移,两肩高低,双下肢不等长,左右关节活动功能不对称等;也可影响与脊柱相关脏腑的功能,可以出现头痛、眩晕、腹泻、痛经、月经不调等内科、妇科征象。推拿可运用点按、拔伸、旋转复位等手法予以调整,使之恢复平衡。

四、因时、因地、因人制宜

(一)因时制宜

因时制宜即根据季节、气候、时辰等时间因素,制定或调整推拿治疗方案。

人与天地相应。人的生理、病理活动会因自然界不同的时间而产生相应的变化,其中有一定的规律可循。一般而言,春夏季节,阳气升发,人的腠理疏松开泄,即使患有外感风寒,也不宜过用辛温发散的手法和药物,以免耗津伤阴;秋冬之际,阳气内敛,此时若非大热之证,当慎用寒凉手法和药物,以防耗气伤阳。《易筋经》有"揉有节候"之说。根据一日十二时辰人体气血的盛衰、气穴的开阖来推拿。古代有"子午按摩法""十二时辰点穴法"等顺时而治的推拿法可供借鉴。气温偏低时,推拿操作中和操作后要注意保暖防风。

(二)因地制宜

因地制宜即根据自然环境和地理特点,考虑推拿治疗措施。中医各种疗法的起源与地域密切相关,《素问·异法方宜论》认为导引按摩起源于"其地平以湿"的中原地区。地理环境的差异导致了不同地域人群生活习惯的不同和疾病谱的不同,推拿治疗方法和操作方式也应当有所区别。如西藏高原多发高原性心肌缺氧;经济发达地区多高血压、糖尿病、痛风。推拿临证应该考虑到地域的特点。

(三)因人制宜

因人制宜即根据患者的年龄、性别、体质、职业、生活习惯的不同,采取不同的推拿治疗措施。以手法刺激强弱而言,体质强壮者手法可稍重,体质柔弱者手法宜稍轻;初次接受推拿治疗的患者手法宜轻,长期反复推拿的患者手法可逐渐加重;小儿气血未充,肌肤娇嫩,推拿时可使用润滑介质,且力量要轻,时间宜短;妇女有经、带、胎、产的生理特点,推拿时应酌情选用合适的手法和刺激量;老年人多骨质疏松,关节活动度减小,应当慎用扳法等运动关节类手法;头面胸腹之处手法宜轻,臀股等肌肉丰厚之处手法宜重;病在皮部等病位较浅者手法宜稍轻,病在筋骨关节等病位较深者手法宜稍重;慢性亚健康疾病手法宜轻柔,急性痛证患者手法宜稍重。

在推拿时,手法作用的方式,作用力的大小、深浅、方向、角度,刺激的频率,刺激方式(持续或断续),刺激时间长短以及刺激部位(穴位),应根据患者的病情合理运用。在手法运用过程中,还须根据患者的反应,如通过观察患者的表情、听患者发出的声音、推拿受力部位的"回避"现象、手下的感觉等,来调整手法的轻重、作用的方式、作用力的强度和刺激频率,寻求最佳的操作手法。

五、治未病

从《内经》开始,"治未病"一直是中医防治疾病的指导思想,为历代医家所推崇。《灵枢·逆顺》提出:"上工治未病,不治已病。"《素问·四气调神大论》云:"是故圣人不治已病治未病,不治已乱治未乱,此之谓也。夫病已成而后药之,乱已成而后治之,譬犹渴而穿井,斗而铸锥,不亦晚乎!"《素问·八正神明论》也指出:"上工救其萌芽……下工救其已成。"《金匮要略》对按摩疗法参与治未病做了进一步的阐发,"若人能养慎,不令邪风干忤经络。适中经络,未流传脏腑,即医治之。四肢才觉重滞,即导引、吐纳、针灸、膏摩,勿令九窍闭塞。"明确了按摩是治未病的外治法之一,并且提出了按摩治未病的最佳时机是在外邪侵犯经络而未深入脏腑之时。《千金要方》以五物甘草生摩膏治疗小儿感冒风邪,但同时又提出:"小儿虽无病,早起常以膏摩囟上及手足心,甚辟寒风。"还强调了自我按摩预防疾病的重要性,"每日须调气补泻,按摩导引为佳,勿以康健便为常然,常须安不忘危,预防诸病也。"这种在未病的平时就运用膏摩或自我导引按摩法预防疾病的理念,是对《内经》按摩治未病思想的发展。推拿治未病主要体现在以下几个方面。

(一)未病先防

推拿未病先防的学术思想主要体现在中医保健推拿和自我导引按摩两个方面。

1.中医保健推拿

中医保健推拿是在中医理论指导下的预防保健性的推拿,与一般的肢体放松按摩有本质的区别。它运用了中医的整体观念、经络学说、藏象学说、气血学说理论,通过全面调整脏腑、经络机能,防止受术者由亚健康状态向疾病状态发展。

2.自我导引按摩

自我导引按摩是在中医养生思想指导下,运用自我操作的传统导引或养生按摩方法,以达到强身健体、预防疾病的目的。《寿世传真》指出:"延年却病,以按摩导引为先……与其疾痛临身,呻吟卧榻,寄命于庸瞽之疗治,乞灵于冥漠之祈祷,何如平时习片刻之勤,免后日受诸般之苦。"《修昆仑证验》指出自我揉法"非但可以自治已病,并可以治病之未生。"传统自我按摩导引术,有在全身各部位操作的"分行"之法,如摩面、擦鼻、鸣天鼓、洒腿、干浴等,也有几千年来总结出的"合行"套路。经典的自我按摩导引套路有"八段锦""十二段锦""按摩十术""却病八则""十二段动功""延年九转法"等。

(二)将病先治

在预见到某些疾病将要发生,或有周期性发作规律的疾病即将发作,可在发病之前,予以针对性的推拿干预以预防其发病。如《验方新编》治疗哮喘十分强调时辰,"治哮吼妙法:病发先一时,用凤仙花(又名指甲花)连根带叶,熬出浓汁。乘热蘸汁,在背心上用力擦洗,冷则随换,以擦至极热为止。无则用生姜擦之。"再配合背部药物敷贴,"轻则贴一二日,重则贴三四日或五六日,永不再发。"再如推拿治疗痛经,也强调在月经来潮前数日就开始治疗。

(三)既病防变

已经得病之后,除了针对性地及时治疗以外,还应预见到疾病可能发展转移的方向,积极采取预防性治疗措施,截断其传变途径,避免其加重恶化。《金匮要略》云:"问曰:上工治未病,何也?师曰:夫治未病者,见肝之病,知肝传脾,当先实脾。"推拿治病,同样应重视预防并发症和后遗症问题。如推拿治疗中风患者,可用背部拍法预防因长期卧床不起可能并发的坠积性肺炎;用踝关节摇法和扳法预防跟腱挛缩;用髋关节摇法预防髋关节外旋畸形等。

（四）瘥后防复

"瘥",古人也写作"差"。瘥后,是指疾病初愈到完全康复的一段时间。处于这一阶段的患者,炉烟虽熄,灰火尚存,正虚邪恋,阴阳未和。如果调养不当,往往导致旧病复起,或滋生新疾,称为复病,如中风初愈之后的复中。推拿治病,不应满足于减轻症状,而应致力于治疗引起疾病的原发因素,这是预防瘥后复病的根本。治疗初见成效之后,往往还需继续推拿一个疗程,以巩固疗效,这充分体现了瘥后防复的原则。指导患者配合自我导引疗法和自我按摩方法,纠正患者不良生活习惯,也有助于瘥后防复。

第三章　内科疾病的针灸推拿治疗

第一节　咳　嗽

咳嗽是肺系疾病的主要症状之一。"咳"指有声无痰,"嗽"指有痰无声。临床一般声、痰并见,故统称咳嗽。根据病因可分为外感咳嗽和内伤咳嗽两大类。外感咳嗽是外感风寒、风热之邪,使肺失宣降,肺气上逆而致。内伤咳嗽多为脏腑功能失调所致,如肺阴亏损,失于清润;或脾虚失运,聚湿生痰,上渍于肺,肺气不宣;或肝气郁结,气郁化火,火盛灼肺,阻碍清肃;或肾失摄纳,肺气上逆,均可导致咳嗽。

西医学的上呼吸道感染、急慢性支气管炎、支气管扩张、肺炎、肺结核等的咳嗽症状属于本病范畴。

一、辨证

本病以咳嗽为主要症状,临床根据病因的不同分为外感咳嗽和内伤咳嗽。

(一)外感咳嗽

咳嗽病程较短,起病急骤,多兼有表证。

1.外感风寒

咳嗽声重,咽喉作痒,咯痰色白、稀薄,头痛发热,鼻塞流涕,形寒无汗,肢体酸楚,苔薄白,脉浮紧。

2.外感风热

咳嗽气粗,咯痰黏稠、色黄,咽痛,或声音嘶哑,身热头痛,汗出恶风,舌尖红,苔薄黄,脉浮数。

(二)内伤咳嗽

咳嗽起病缓慢,病程较长,可兼脏腑功能失调症状。

1.痰湿侵肺

咳嗽痰多色白,呈泡沫状,易于咯出,脘腹胀闷,神疲纳差,舌淡苔白腻,脉濡滑。

2.肝火灼肺

气逆咳嗽,阵阵而作,面赤咽干,目赤口苦,痰少而黏,不易咯吐,引胁作痛,舌边尖红,苔薄黄少津,脉弦数。

3.肺阴亏损

干咳,咳声短促,以午后黄昏为剧,少痰,或痰中带血,潮热盗汗,形体消瘦,两颊红赤,神疲乏力,舌红少苔,脉细数。

二、治疗

(一)针灸治疗

1.外感咳嗽

治则:疏风解表,宣肺止咳。以手太阴经穴为主。

主穴:肺俞、中府、列缺。

配穴:外感风寒者,加风门、合谷;外感风热者,加大椎。

操作:毫针泻法,风热可疾刺,风寒留针或针灸并用,或针后在背部腧穴拔罐。中府、风门、肺俞等背部穴不可深刺,以免伤及内脏。

方义:咳嗽病变在肺,按俞募配穴法取肺俞、中府以理肺止咳、宣肺化痰;列缺为肺之络穴,可散风祛邪,宣肺解表。

2.内伤咳嗽

治则:肃肺理气,止咳化痰。以手、足太阴经穴为主。

主穴:肺俞、太渊、三阴交、天突。

配穴:痰湿侵肺者,加丰隆、阴陵泉;肝火灼肺者,加行间;肺阴亏虚者,加膏肓。

操作:主穴用平补平泻法,可配用灸法。

方义:内伤咳嗽易耗伤气阴,使肺失清肃,故取肺俞调理肺气;太渊为肺经原穴,可肃肺、理气、化痰;三阴交可疏肝健脾,化痰止咳;天突为局部选穴,可疏导咽部经气,降气止咳。四穴合用,共奏肃肺理气、止咳化痰之功。

(二)推拿治疗

治则:外感咳嗽祛邪利肺;内伤咳嗽祛邪止咳,扶正补虚。以手太阴、足太阳经穴位为主。

取穴:天突、膻中、中府、身柱、大杼、风门、肺俞、尺泽、外关、列缺、合谷、太渊等。

手法:一指禅推法、揉法、按法。

操作:患者取仰卧位,医师以中指揉天突、膻中、中府,每穴 1 min;再以两拇指由胸骨剑突沿肋弓分推两胁肋部 5~10 遍。患者取俯卧位,用一指禅推法推身柱、大杼、风门、肺俞,每穴 1 min。坐位,医师先用一指禅推法推尺泽、太渊穴 2~3 min,然后按揉列缺、外关、合谷穴各 1~2 min。外感者,加按揉太阳和拿风池。内伤者,加膀胱经肺俞至脾俞诸穴连线的擦法,以透热为度。

(三)其他治疗

1.穴位注射

选定大杼、风门、肺俞,用维生素 B_1 注射液或胎盘注射液,每次取 1~2 穴,每穴注入药液 0.5 mL,选穴由上而下依次轮换,隔日 1 次。本法用于慢性咳嗽。

2.穴位贴敷

选肺俞、定喘、风门、膻中、丰隆,用白附子(16%)、洋金花(48%)、川椒(33%)、樟脑(3%)制成粉末。将药粉少许置穴位上,用胶布贴敷,每3～4天更换1次,最好在三伏天应用。亦可用白芥子、甘遂、细辛、丁香、苍术、川芎等量研成细粉,加入基质,调成糊状,制成直径1cm圆饼,贴在穴位上,用胶布固定,每3天更换1次,5次为1疗程。

第二节 中 暑

中暑是指夏令在烈日下暴晒或在高气温、高湿度的特殊环境中发生的一种急性病证,以突然头昏出汗、发热口渴、胸闷心悸、四肢无力,甚至面色苍白、恶心呕吐、神昏抽搐为临床特征。本证又称中热、冒暑等,俗称发痧。产妇、年老体弱者、慢性疾病患者、内分泌疾病患者及肥胖之人,较易发生中暑。本证有明显的季节性,且与具体炎热环境有关。轻症中暑称伤暑,又分为阴暑和阳暑。中暑见神昏者称暑厥,兼见抽搐者称暑风,皆为重症。

中暑一证,中西医学名称相同。

一、病因病机

本证或因体质虚弱,或处盛夏或高温环境,暑热或暑湿秽浊之气乘虚侵袭而发病。

1.暑湿侵袭

暑多夹湿,侵犯人体,湿遏热伏;或素体阳虚,感受暑湿,热从寒化,气机被遏。

2.暑热炽盛

暑热燔灼,汗出不止,气阴两脱;燔灼肝经,引动肝风,内犯心包,蒙蔽心窍。

二、辨证

(一)轻症

证候:头昏头痛,心烦胸闷,口渴多饮,全身疲软,汗多发热,面红,舌红,苔黄,脉浮数,此为阳暑。精神疲惫,肢体困倦,头昏嗜睡,胸闷不畅,多汗肢冷,微有畏寒,恶心呕吐,渴不欲饮,舌淡,苔黄腻,脉濡细,此为阴暑。

治法:清暑解表,和中化湿。

(二)重症

证候:暑厥可见神志不清,烦躁不安,高热无汗,体若燔炭,胸闷气促,舌红,苔燥无津,脉细促。暑风还可见到手足抽搐或痉挛,角弓反张,牙关紧闭,皮肤干燥,唇甲青紫等。

治法:清暑泄热,开窍息风。

三、治疗

(一)针灸治疗

1.轻症

取穴:大椎、合谷、内庭、内关、足三里。

配穴:热甚者,加曲泽、委中。头痛者,加头维、太阳。恶心呕吐者,加中脘。

刺灸方法:阳暑针用泻法,阴暑针用平补平泻法。

方义:大椎、合谷、内庭并用,清泄暑热。内关是心包经之络穴,又通于阴维,阴维行于腹里,分布于胃、心、胸之间,有宽胸理气、和胃降逆的功效。足三里益气扶正,和中化湿,以防暑邪内犯。

2.重症

取穴:十宣、百会、水沟、曲泽、委中、曲池、阳陵泉。

配穴:角弓反张、抽搐者,加风府、太冲、承山、三阴交。牙关紧闭者,加颊车。烦躁不安者,加四神聪。

刺灸方法:针用泻法,十宣、曲泽、委中刺络出血。

方义:十宣点刺出血,以泄热开窍醒神。百会、水沟为急救要穴,共奏开窍之效。曲泽、委中用三棱针刺其浮络出血,有清营凉血之功。曲池泄热止痉。阳陵泉息风止痉,舒筋通络。

(二)推拿治疗

取穴:水沟、百会、印堂、合谷、膻中、内关等。

手法:推、按、揉、掐、拿、击法。

操作:患者仰卧位,推印堂、眉弓,按揉膻中、内关、曲池、足三里。患者坐位或侧卧位,拿风池,按揉大椎。重症者,掐水沟,掌击百会,然后重拿合谷。小腿痉挛者,加按揉阳陵泉、承山。

(三)其他疗法

耳针:取皮质下、肾上腺、心、枕、耳尖,毫针强刺激,捻转 5 min,留针 30 min,也可采取耳尖放血法。

第三节　哮　喘

哮喘是一种常见的反复发作性疾患。哮与喘均有呼吸急促的表现,但症状略有不同,哮以呼吸急促,喉间有哮鸣音为特征;喘以呼吸困难,甚则张口抬肩为特征。临床上二者常同时并见,其病因病机亦大致相同,故合并叙述。本病一年四季均可发病,尤以寒冷季节和气候急剧变化时发病较多。偏嗜成味、肥腻或进食虾蟹鱼腥,脾失健运,聚湿生痰,痰饮阻塞气道,而发为痰鸣哮喘。其基本病因为痰饮内伏。

西医学的支气管哮喘、慢性喘息性支气管炎、肺炎、肺气肿、心源性哮喘等属于本病的范畴。

一、辨证

本病以突然起病、呼吸急促、喉间哮鸣,甚则张口抬肩、不能平卧为主要症状,根据临床表现的性质不同分为实证和虚证两大类。

(一)实证

病程短,或当哮喘发作期,哮喘声高气粗,呼吸深长,呼出为快,体质较强,脉象有力。

1.风寒外袭

咳嗽喘息,遇寒触发,咯痰稀薄,形寒无汗,头痛,口不渴,苔薄白,脉浮紧。

2.痰热阻肺

咳喘,痰黏,咯痰不爽,胸中烦闷,胸胁作痛,或见身热口渴,纳呆,便秘,苔黄腻,脉滑数。

(二)虚证

病程长,反复发作或当哮喘间歇期,哮喘声低气怯,气息短促,体质虚弱,脉象无力。

1.肺气不足

喘促气短,动则加剧,喉中痰鸣,神疲,语言无力,痰液稀薄,动则汗出,舌质淡苔薄白,脉细数。

2.肺肾气虚

久病气息短促,呼多吸少,不得接续,动则喘甚,汗出肢冷,畏寒,舌淡苔薄白,脉沉细。

二、治疗

(一)针灸治疗

1.实证

治则:祛邪肃肺,化痰平喘。以手太阴经穴及相应背俞穴为主。

主穴:列缺、膻中、尺泽、肺俞、定喘。

配穴:风寒者,加风门;痰热阻肺者,加丰隆;喘甚者,加天突。

操作:毫针泻法。风寒者可合用灸法,定喘穴刺络拔罐。

方义:列缺为肺经络穴,可宣肺散邪;膻中为气会穴,可宽胸理气,调畅气机;尺泽为肺经合穴,可肃肺化痰,降逆平喘;肺俞为肺之背俞穴,可宣肺祛痰;定喘为平喘之效穴。

2.虚证

治则:补益肺肾,止哮平喘。以相应背俞穴及手太阴、足少阴经穴为主。

主穴:肺俞、膏肓、肾俞、定喘、太渊、太溪、足三里。

配穴:肺气虚者,加气海;肺肾气虚者,加阴谷、关元、命门;喘甚者,加天突。

操作:定喘用刺络拔罐法,余穴用毫针补法。可酌用灸法或拔火罐法。

方义:肺俞、膏肓针灸并用,可补益肺气;补肾俞以补肾纳气;肺经原穴太渊配肾经原穴太溪,可充肺肾真原之气;足三里可调和胃气,以资生化之源,使水谷精微上归于肺,肺气充则自能卫外;定喘为平喘之经验效穴,取"急则治其标"之意。

(二)推拿治疗

治则:宽胸理气。以手太阴、足太阳及足阳明经穴位为主。

取穴:风池、肩井、桥弓、天突、膻中、天枢、定喘、大椎、肺俞、脾俞、肾俞、足三里、丰隆等。

手法:推法、扫散法、拿法、按法、揉法、一指禅推法、擦法。

操作:患者仰卧,一指禅推法从天突穴推至神阙穴,并重点按揉天突、膻中、中脘、天枢穴;沿锁骨下缘开始到第12肋横擦前胸部,往返2~3遍。患者俯卧,于定喘、大椎、肺俞、脾俞、肾俞等穴施以按揉法;从肩背至腰骶施以横擦法,大椎至腰阳关施以直擦法。患者取坐位,自额至下颌沿左右两侧施以分推法,往返2~3遍;于头颞侧胆经循行区域,自前上方向后下方施以扫散法10余次;头顶部至枕部施以五指拿法,颈项部转为三指拿法。

第四节　头　痛

头痛是以自觉头痛为主要症状的一种常见疾病。临床上根据病因不同分为外感头痛和内伤头痛，外感头痛多由于六淫之邪外袭，上犯颠顶，邪气稽留，阻抑清阳所致；内伤头痛多由内伤诸疾，导致气血逆乱，瘀阻经络，脑失所养所致。

西医学颅内病变（脑肿瘤、脑出血、脑膜炎等），功能性或精神性疾病（如紧张性头痛），全身性疾病（如发热、癫痫大发作后、鼻窦炎、弱视和屈光不正）等所引起的头痛，均属于本病的范畴。

一、辨证

本病临床以自觉头痛为主要症状，根据病因不同，分为外感头痛和内伤头痛。

（一）外感头痛

一般发病较急，病程短，根据感受邪气的性质不同分为风寒、风热、风湿头痛。

1.风寒头痛

头痛时作，痛连项背，恶风畏寒，遇风尤剧，常喜裹头，口不渴，苔薄白，脉浮等。

2.风热头痛

头痛而胀，甚则头痛如裂，发热恶风，面红目赤，口渴欲饮，便秘溲黄，舌质红，苔黄，脉浮数。

3.风湿头痛

头痛如裹，肢体困重，纳呆胸闷，小溲不利，大便或溏，苔白腻，脉濡。

（二）内伤头痛

一般发病较缓，病程较长，根据病机不同分为肝阳头痛、肾虚头痛、血虚头痛、痰浊头痛、瘀血头痛。

1.肝阳头痛

头痛而眩，心烦易怒，睡眠不宁，面红目赤，口苦舌红，苔薄黄，脉弦有力。

2.肾虚头痛

头痛且空，每兼眩晕，腰膝酸软，神疲乏力，遗精带下，耳鸣失眠，舌红少苔，脉细无力。

3.血虚头痛

头痛头晕，遇劳则甚，神疲乏力，心悸怔忡，食欲不振，面色苍白，舌淡苔薄白，脉细弱无力。

4.痰浊头痛

头痛昏蒙，胸脘满闷，呕恶痰涎，舌苔白腻，脉滑或弦滑。

5.瘀血头痛

头痛经久不愈，痛处固定不移，痛如锥刺，或有头部外伤史，舌质紫，脉细或细涩。

二、治疗

（一）针灸治疗

1.外感头痛

治则：祛风通络。以足阳明、足少阳经穴为主。

主穴：头维、太阳、风池。

配穴：风寒头痛加列缺；风热头痛加大椎、外关；风湿头痛加中脘、丰隆。

操作：头维平刺可透至率谷，太阳向后斜刺捻转泻法，风池捻转泻法；大椎穴常规消毒后用三棱针点刺3～5点，用大号罐闪火法拔之；其他穴用泻法。

方义：头维为足阳明与足少阳经的交会穴，有升清降浊之功；太阳为经外奇穴、止头痛之效穴；风池为足少阳经与阳维脉之交会穴，可散风解表镇痛。

2.内伤头痛

治则：平肝潜阳，滋阴补肾，补益气血，燥湿化痰。以督脉及足阳明、足少阳经穴为主。

主穴：百会、印堂、太阳、头维。

配穴：肝阳头痛加太冲、风池；肾虚头痛加肾俞、命门、太溪；血虚头痛加足三里、血海；痰浊头痛加丰隆、阴陵泉、中脘；瘀血头痛加阿是穴、合谷、三阴交。

操作：百会平刺，印堂向鼻尖方向斜刺，头维平刺，肾俞、命门可直刺1寸左右，阿是穴出针后不按孔穴，任其流出恶血。

方义：百会配印堂善于宣发清阳，通络止痛；头维、太阳善治偏正头痛；太冲为肝经原穴，配足少阳与阳维之会风池，有平肝潜阳清头目之效；肾俞、命门、太溪为补肾要穴，可补肾填精以治肾虚头痛；足三里、血海可健脾益气养血，髓海得养则头痛可蠲；阴陵泉配胃经之络穴丰隆、胃之募穴中脘，可健脾利湿，清化痰浊；以痛为输取阿是穴，同时补合谷以行气，泻三阴交以活血可发挥祛瘀定痛之效。

（二）推拿治疗

治则：疏经通络，行气活血，镇静止痛。风寒头痛者，治以祛风散寒；风热头痛者，治以疏风清热；风湿头痛者，治以祛风除湿；肝阳头痛者，治以平肝潜阳；血虚头痛者，治以养血调血；痰浊头痛者，治以化痰降逆；肾虚头痛者，治以养阴补肾；瘀血头痛者，治以活血化瘀。

取穴：印堂、头维、太阳、鱼腰、阳白、百会、风池等。

手法：一指禅推法、分推法、按揉法、拿法、提捏法、拍法、扫散法。

操作：患者取坐位，从印堂穴开始向上沿发际至头维、太阳穴施以一指禅推法，从印堂开始经鱼腰、太阳至耳前施以分推法，于印堂、鱼腰、阳白、太阳、百会穴施以按揉法，从前额至风池穴施以五指拿法，从风池穴至大椎两侧沿膀胱经施以三指拿法。

风寒头痛，加项背部攘法，肺俞、风门穴按揉法，两侧肩井穴拿法。风热头痛，加大椎、肺俞、风门穴按揉法，肩井、曲池、合谷穴拿法。风湿头痛，加印堂及项部皮肤提捏法，以皮肤透红为度，背部膀胱经施以拍法，以皮肤微热为度。肝阳头痛，加桥弓穴从上而下（左右交替进行）推法，头颞侧扫散法。血虚头痛，加以中脘、气海、关元为重点的腹部摩法，背部督脉膀胱经直擦法，脾俞、胃俞、心俞、膈俞、足三里、三阴交按揉法。痰浊头痛，加中脘、天枢穴一指禅推法，足三里、丰隆穴按揉法,腹部摩法。肾虚头痛,加肾俞、命门、腰阳关穴按揉法,腰骶部擦法以及涌泉穴擦法,以透热为度。瘀血头痛,前额部位及穴位的分推法、按揉法时间增加,加前额部擦法,以透热为度。

（三）其他治疗

1.皮肤针

皮肤针重叩太阳、印堂及头痛处出血,加拔火罐。本法适用于风邪袭络、肝阳亢逆引起之头痛。

2.耳针

选枕、额、皮质下、神门。每次取一侧或双侧,强刺激留针20～30 min,间隔5 min捻转一次。或埋针3～7天。顽固性头痛,可取耳背静脉放血。

3.水针

采用普鲁卡因和咖啡因混合液(0.25%普鲁卡因3.5 mL,咖啡因0.5 mL)注入风池,每穴0.5～1 mL,或在压痛点内注入0.1 mL。本法适用于顽固性头痛。

第五节　眩　晕

眩是指眼花或眼前发黑,晕是指头晕或感觉自身或外界景物旋转。二者常同时并见,故统称为"眩晕"。轻者闭目即止,重者如坐车船,旋转不定,不能站立,或伴有恶心、呕吐、汗出,甚则昏倒等症状。本病多因阴虚则肝风内动,血少则脑失濡养,精亏则髓海不足,或痰浊壅遏、上蒙清窍所致。

现代医学的耳源性眩晕以及高血压、贫血、神经症、颈椎病等引起的眩晕症状均属本病范畴。

一、辨证

本病以头晕、眼花为主要症状,临床根据病因不同分为肝阳上亢、气血亏虚、肾精不足以及痰浊中阻型眩晕。

1.肝阳上亢

眩晕耳鸣,头痛且胀,每因烦劳或恼怒而头晕、头痛剧增,面时潮红,急躁易怒,少寐多梦,口苦,舌质红,苔黄,脉弦。

2.气血亏虚

眩晕动则加剧,劳累继发,伴面色苍白,唇甲不华,心悸失眠,神疲懒言,食欲不振,舌质淡,脉细弱。

3.肾精不足

眩晕伴神疲健忘,腰膝酸软,遗精耳鸣。偏于阴虚者,五心烦热,舌质红,脉弦细。偏于阳虚者,四肢不温,舌质淡,脉沉细。

4.痰浊中阻

眩晕而见头重如蒙,胸闷恶心,少食多寐,舌苔白腻,脉濡滑。

二、治疗

(一)针灸治疗

治则:平肝潜阳,补益气血,滋阴补肾,化痰息风。以督脉、足少阳经穴位为主。

主穴:百会、风池、太阳、印堂。

配穴:肝阳上亢加肝俞、肾俞、三阴交、太冲;气血亏虚加脾俞、足三里;肾精不足加肾俞、太溪、三阴交、绝骨;痰浊中阻加足三里、丰隆、太白。

操作:毫针刺,按虚补实泻进行操作。

方义:百会通督安神;风池清泻肝胆,潜阳止眩;太阳祛风止眩;印堂止眩宁神。

(二)推拿治疗

治则:虚补实泻,调整阴阳。以足太阳、足少阳经穴位为主。

取穴:百会、太阳、印堂、鱼腰、风池、肩井等。

手法:一指禅推法、按揉法、拿法、推法、摩法、擦法、拔伸法等。

操作:患者取坐位,从印堂穴开始向上沿发际至头维、太阳穴施以一指禅推法,于印堂、鱼腰、阳白、太阳、百会穴施以按揉法,从前额至风池穴施以五指拿法,从风池穴至大椎两侧膀胱经施以一指禅推法和拿法,两侧肩井穴施以拿法。

肝阳上亢,加桥弓穴推法,颞侧扫散法,期门、章门、肝俞、胆俞穴按揉法。气血亏虚,加背部督脉、膀胱经擦法,腹部摩法,脾俞、胃俞、足三里穴按揉法。肾精不足,加肾俞、命门穴按揉法,腰骶部和涌泉穴擦法,以透热为度。痰浊中阻,加中脘、天枢穴按揉法,腹部摩法。颈椎病者,加颈椎拔伸法等推拿微调手法。

(三)其他治疗

1.头针

眩晕伴耳鸣、听力减退者,取晕听区。取坐位或仰卧位,局部常规消毒后,用消毒之28～32号2.5寸长的不锈钢毫针,与头皮呈30°左右夹角,用夹持进针法刺入帽状腱膜下,达到该区的应用长度后,用示指桡侧面与拇指掌侧面夹持针柄,以示指掌指关节连续屈伸,使针身左右旋转,每分钟捻转200次左右,捻转2～3 min,留针5～10 min,每日或间日针1次。

2.耳针

选神门、枕、内耳,用中、强刺激,每日1次,每次留针20～30 min。

第六节 呕 吐

呕吐是指胃失和降,气逆于上,迫使胃中之物从口中吐出的一种病证。有声有物谓之呕,有物无声谓之吐,有声无物谓之干呕,临床上呕和吐常同时出现,故称呕吐。呕吐既可单独为患,亦可见于多种疾病。本病可由外感、内伤之邪,侵犯胃腑,致使胃失和降,胃气上逆所致。

西医学的急慢性胃炎、胃扩张、贲门痉挛、幽门痉挛、功能性消化不良、胃神经官能症、胆囊炎、胰腺炎、耳源性眩晕、晕动症等引起的呕吐属于本病范畴。

一、辨证

本病以呕吐食物、痰饮、水液,或干呕无物,一日数次,持续或反复发作为主要症状。临床常见有感受外邪、痰饮内阻、肝气犯胃和脾胃虚弱等型。

1.感受外邪

寒邪客胃见呕吐清水或痰涎,食久乃吐,大便溏薄,头身疼痛,胸脘痞闷,喜暖畏寒,苔白,脉迟;热邪内蕴则食入即吐,呕吐酸苦热臭,大便燥结,口干而渴,喜寒恶热,苔黄,脉数。

2.痰饮内阻

呕吐清水痰涎,脘闷纳差,头眩心悸,苔白腻,脉滑。

3.肝气犯胃

呕吐每因情志不畅时发作,频频嗳气,平时多烦善怒,吞酸,苔薄白,脉数。

4.脾胃虚弱

饮食稍有不慎,呕吐即易发作,时作时止,呕而无力,纳差便溏,面色不华,倦怠乏力,舌淡苔薄,脉弱无力。

二、治疗

（一）针灸治疗

治则:和胃降逆,行气止呕。以足阳明、手厥阴经穴位及相应募穴为主。

主穴:内关、足三里、中脘。

配穴:寒邪客胃者加上脘、胃俞;热邪内蕴者加合谷,并可用金津、玉液点刺出血;痰饮内阻者加膻中、丰隆;肝气犯胃者加阳陵泉、太冲;脾胃虚弱者加脾俞、胃俞。腹胀者加天枢;肠鸣者加脾俞、大肠俞;泛酸欲呕者加公孙;食滞者加梁门、天枢。

操作:毫针刺,平补平泻法。配穴按虚补实泻法操作;虚寒者,可加用艾灸。呕吐发作时,可在内关穴行强刺激并持续运针 1～3 min。

方义:内关为手厥阴经络穴,宽胸理气,降逆止呕;足三里为足阳明经合穴,疏理胃肠气机,通降胃气;中脘乃胃之募穴,理气和胃止呕。

（二）推拿治疗

治则:和胃降逆止呕。以足阳明胃经穴位及相应背俞穴为主。

取穴:中脘、天枢、脾俞、胃俞、内关、足三里等。

手法:按揉法、摩法、擦法等。

操作:患者取仰卧位,于中脘、天枢穴施以按揉法和摩法;于内关、足三里穴施以按揉法,以酸胀为度。患者取俯卧位,于脾俞、胃俞穴施以按揉法和擦法。

肝气犯胃者,加期门、章门穴按揉法和擦法;脾胃虚寒者,加关元、气海穴按揉法和腰骶部擦法。

（三）其他治疗

1.耳针

选胃、交感、肝、皮质下、神门，每次 2～3 穴，毫针刺，留针 20～30 min，或用埋针法，或贴压法。

2.穴位注射

选穴参照针灸治疗主穴。用维生素 B_1 或 B_{12} 注射液，每穴注射 0.5～1 mL，每日或隔日1次。

第七节　黄　疸

黄疸是以面目肌肤黄染、小便黄为临床特征的病证，一般分为阳黄和阴黄二大类。阳黄多属外感引起，病程短；阴黄多属内伤，病程长。本证与西医学所述的黄疸症状含义相同，可见于病毒性肝炎、肝硬化、溶血性黄疸、胆石症、胆囊炎等疾病。

一、病因病机

本证多由感受湿热外邪、饮食所伤、脾胃虚寒等所致。

1.湿热外袭

外感湿热疫毒，内阻中焦，脾失健运，湿热交蒸于肝胆，肝失疏泄，胆汁外溢，浸淫肌肤，下注膀胱，使目身溲俱黄；若湿热疫毒炽盛，灼伤津液，内入营血，则蒙蔽心包。

2.饮食所伤

饥饱失常，嗜酒无度，损伤脾胃，湿浊内生，郁而化热，湿热熏蒸肝胆而成。

3.脾胃虚寒

素体脾胃阳虚，湿浊内生，郁滞中焦，土壅木郁，胆液被阻，泛溢肌肤；如湿从寒化日久，则寒凝血瘀，阻滞胆管。

二、辨证

1.肝胆湿热

证候：身目俱黄，黄色鲜明，发热口渴，心中懊侬，胸胁胀痛，脘腹胀满，口干而苦，恶心欲吐，小便黄赤，大便秘结或溏泄，苔黄腻，脉弦数。

治法：清热利湿，疏泄肝胆。

2.湿困脾胃

证候：身目俱黄，黄色晦暗如烟熏，头重身困，胸脘痞满，恶心纳少，腹胀便溏，舌淡，苔腻，脉濡缓或沉迟。

治法：健脾和胃，利湿化浊。

3.热毒炽盛

证候:发病急骤,黄疸迅速加深,其黄如金,高热烦渴,胁痛腹满,或神昏谵语,或肌肤发斑,衄血便血,或发痉厥,舌红绛,苔黄燥,脉弦数或滑数。

治法:清热解毒,凉血开窍。

4.寒凝阳衰

证候:身目俱黄病久,黄色晦暗,腹胀脘闷,纳少便溏,神疲畏寒,口淡不渴,舌淡,苔白腻,脉濡缓或沉迟。

治法:温化寒湿,健脾和胃。

三、治疗

(一)针灸治疗

1.肝胆湿热

取穴:胆俞、至阳、太冲、阳陵泉。

随症配穴:恶心欲吐者,加内关。脘闷便溏者,加足三里。发热者,加大椎。便秘者,加天枢。

刺灸方法:针用泻法。

方义:胆俞针之可利胆退黄。至阳为退黄要穴。太冲、阳陵泉疏肝利胆,清泄湿热。

2.湿困脾胃

取穴:脾俞、阴陵泉、三阴交、中脘、胆俞。

随症配穴:大便溏泄者,加关元、足三里。

刺灸方法:针用补泻兼施法,可加灸。

方义:脾俞为脾之背俞穴,与阴陵泉、三阴交相配温运脾胃,利湿化浊。中脘为胃之募穴和腑会,可和胃通腑化浊。胆俞通利胆腑退黄。

3.热毒炽盛

取穴:十二井穴、十宣、大椎、劳宫、涌泉、太冲、至阳。

随症配穴:神昏谵语者,加水沟。皮肤瘀斑者,加膈俞、血海。

刺灸方法:针用泻法。

方义:十二井穴及十宣穴均为急救要穴,点刺出血以清泄血分之热邪,并可开窍醒神。大椎清热。劳宫、涌泉清心开窍。太冲疏泄肝胆,清热利湿。至阳为治黄效穴。

4.寒凝阳衰

取穴:脾俞、章门、足三里、三阴交、关元、胆俞。

随症配穴:神疲畏寒者,加肾俞、命门。

刺灸方法:针用泻法或平补平泻法,可加灸。

方义:脾俞、章门为俞募配穴,合足三里可温中健脾,散寒化湿。三阴交可化湿通络。关元可助阳以温寒。胆俞利胆退黄。

（二）其他治疗

1.耳针

取肝、胆、脾、胃、神门、皮质下，每次选用2～4穴，毫针刺激，留针30 min，每日或隔日1次。

2.穴位注射

取肝俞、脾俞、期门、阳陵泉，每次选用2～4穴，以板蓝根、丹参等注射液每穴注射0.5～1 mL，每日1次，10次为1疗程。

第八节　腹　痛

腹痛指胃脘以下、耻骨毛际以上部位发生以疼痛为主要症状的一种疾病。可见于多种脏腑疾患，如痢疾、泄泻、肠痈、妇科经带病证等。腹部内有肝、胆、脾、肾、大肠、小肠、膀胱等脏腑，体表为足阳明、足少阳、足三阴经及冲、任、带脉所过，若外邪侵袭，或内有所伤，以致气血受阻，或气血不足以温养，使腑气不通即导致腹痛。

西医学的急慢性胰腺炎、胃肠痉挛、不完全性肠梗阻、腹型过敏性紫癜、肠道激惹综合征等属于本病的范畴。

一、辨证

胃脘以下、耻骨毛际以上疼痛。急性腹痛一般发病急骤，痛势剧烈，多为实证。慢性腹痛病程较长，腹痛缠绵，多为虚证，或虚实夹杂。临床多见有寒邪内积、湿热壅滞、气滞血瘀和脾阳不振等型。

1.寒邪内积

腹痛暴急，喜温怕冷，腹胀肠鸣，多因感寒而发作，四肢欠温，口不渴，小便清长，舌淡苔白，脉沉紧。

2.湿热壅滞

腹痛拒按，胀满不舒，大便秘结或涩滞不爽，烦渴引饮，汗出，小便短赤，舌红苔黄腻，脉滑数。

3.气滞血瘀

脘腹胀闷或痛，攻窜作痛，痛引少腹，得嗳气或矢气则痛减，遇恼怒则加剧，舌紫暗，或有瘀点，脉弦涩。

4.脾阳不振

腹痛缠绵，时作时止，饥饿劳累后加剧，痛时喜按，大便溏薄，神疲怯冷，舌淡苔薄白，脉沉细。

二、治疗

（一）针灸治疗

治则：通调腑气，缓急止痛。以任脉及足阳明、足太阴、足厥阴经穴位为主。

主穴：足三里、中脘、天枢、三阴交。

配穴：寒邪内积者加神阙、关元；湿热壅滞者加阴陵泉、内庭；气滞血瘀者加曲泉、血海；脾阳不振者加脾俞、胃俞、章门。

操作：中脘用泻法，其余主穴用平补平泻法。配穴按虚补实泻法操作；寒证可用艾灸。腹痛发作时，足三里穴持续强刺激 1～3 min，直到痛止或缓解。

方义："肚腹三里留"，足三里为胃之合穴、下合穴，中脘为腑之会、胃之募穴，二者均善治胃肠疾患；天枢为大肠募穴，可通调腑气；三阴交调理足三阴经之气血，通调气机，通则不痛。

（二）推拿治疗

治则：通腑止痛。以足阳明经穴位及相应背俞穴为主。

取穴：天枢、大横、气海、脾俞、胃俞、足三里、上巨虚等。

手法：一指禅推法、按揉法、弹拨法。

操作：患者取仰卧位，于天枢、大横、气海穴施以一指禅推法、按揉法和摩法；足三里、上巨虚穴施以按揉法，以酸痛为度。患者取俯卧位，于脾俞、胃俞、肾俞、大肠俞施以按揉法，以酸痛为度。寒邪内积或湿热壅滞者，顺时针摩腹时间延长；脾阳不振者，加脾俞至大肠俞连线擦法和背部督脉擦法，以透热为度。

（三）其他治疗

1.耳针

选大肠、小肠、脾、胃、神门、交感。每次取 2～3 穴，疼痛时用中强刺激捻转，亦可用埋针法或贴压法。

2.穴位注射

选天枢、足三里。用异丙嗪和阿托品各 50 mg 混合，每穴注入 0.5 mL，每日 1 次。

第九节　胁　痛

胁痛是指一侧或双侧胁肋部疼痛的病证，古称季胁痛。所谓胁，乃指侧胸部从腋下始至第十二肋骨部之统称。肝胆位于胁部，其脉分布两胁，气滞、瘀血、湿热等实邪闭阻胁肋部经脉，或精血亏损，胁肋部脉络失养，均可导致胁痛。

西医学的急慢性肝炎、肝硬化、肝癌、急慢性胆囊炎、胆石症、胆管蛔虫症、肋间神经痛、胸胁部扭挫伤等属本病范畴。

一、辨证

一侧或双侧胁肋部疼痛,疼痛性质可为刺痛、窜痛、胀痛或隐痛,常反复发作。

1.肝气郁结

胁肋胀痛,走窜不定,疼痛每因情志变化而增减,胸闷,喜叹息,得嗳气或矢气则舒,纳呆食少,脘腹胀满,苔薄白,脉弦。

2.瘀血阻络

胁肋刺痛,固定不移,入夜尤甚,舌质紫黯,脉沉涩。

3.湿热蕴结

胁肋胀痛,触痛明显,拒按,口干苦,胸闷纳呆,恶心呕吐,小便黄赤,或有黄疸,苔黄腻,脉弦滑而数。

4.肝阴不足

胁肋隐痛,绵绵不休,遇劳加重,口干咽燥,头晕目眩,两目干涩,舌红少苔,脉弦细或细数。

二、治疗

(一)针灸治疗

治则:疏肝利胆,行气止痛。以足厥阴、足少阳经穴位为主。

主穴:期门、阳陵泉、支沟、足三里。

配穴:肝气郁结者加行间、太冲;瘀血阻络者加膈俞、期门、阿是穴;湿热蕴结者加中脘、三阴交;肝阴不足者加肝俞、肾俞。

操作:主穴毫针刺,用泻法。期门、膈俞、肝俞等穴不宜直刺、深刺,以免伤及内脏;瘀血阻络者,可用三棱针点刺膈俞、期门、阿是穴出血或再加拔火罐。

方义:肝胆经布于胁肋,故近取肝经期门、远取胆经阳陵泉疏利肝胆气机,行气止痛;取支沟以疏通三焦之气,配足三里和胃消痞,取"见肝之病,当先实脾"之意。

(二)推拿治疗

治则:疏肝利胆,行气止痛。以足厥阴经穴位及相应背俞穴为主。

取穴:阿是穴、胆囊穴、章门、期门、肝俞、胆俞。

手法:按揉法、摩法。

操作:患者取俯卧位,于胆囊穴、阿是穴、肝俞、胆俞施以按揉法,以酸胀为度,并施以擦法,以透热为度。患者取仰卧位,于章门、期门施以按揉法和擦法。

肝气郁结者,加膻中、关元穴按揉法和两胁搓法;湿热蕴结者,加中脘按揉法和上腹部摩法。

(三)其他治疗

1.耳针

选肝、胆、胸、神门,毫针浅刺,留针 30 min,也可用贴压法。

2.皮肤针

用皮肤针叩胸胁疼痛部位,加拔火罐。本法适用于劳伤胁痛。

3.穴位注射

用10％葡萄糖注射液10 mL,或加维生素 B_{12} 注射液0.1 mg,注入相应夹脊穴的部位,每穴注射0.5～1 mL。适用于肋间神经痛。

第十节　泄　泻

泄泻亦称"腹泻",是指排便次数增多,粪便稀薄,或泻出如水样。古人将大便溏薄者称为"泄",大便如水注者称为"泻"。由于感受外邪、饮食不节、情志所伤及脏腑虚弱等,使脾胃运化功能失调,肠道分清泌浊、传导功能失司所致。可按其发病缓急分为急性泄泻和慢性泄泻两类。

现代医学的急慢性肠炎、肠结核、肠道激惹综合征、吸收不良综合征等属于本病的范畴。

一、辨证

1.急性泄泻

主症:发病势急,病程短,大便次数多,小便减少。

感受寒湿:大便清稀,甚如水样,腹痛肠鸣,脘闷食少,舌淡,苔白腻,脉濡缓。

感受湿热:泄泻腹痛,泻下急迫,或泻而不爽,粪色黄褐,气味臭秽,肛门灼热,烦热口渴,小便短黄,舌红,苔黄腻,脉濡数。

食滞肠胃:腹痛肠鸣,臭腐如败卵,泻后痛减,伴有未消化的食物,嗳腐吞酸,不思饮食,苔垢浊或厚腻,脉滑。

2.慢性泄泻

主症:起病缓,病程长,泻下势缓,泻出量少,常有反复发作的趋势。

脾胃虚弱:大便时溏时泻,迁延反复,完谷不化,饮食减少,食后脘闷不舒,稍进油腻食物,则大便次数明显增加,面色萎黄,神疲倦怠,舌淡苔白,脉细弱。

肝气乘脾:素有胸胁胀闷,嗳气食少,每因抑郁恼怒或情绪紧张时发生腹痛泄泻,腹中雷鸣,矢气频作,舌淡红,脉弦。

肾阳虚衰:黎明之前脐腹作痛,肠鸣即泻,泻下完谷,泻后则安,形寒肢冷,腰膝酸软,舌淡苔白,脉沉细。

二、治疗

(一)针灸治疗

1.急性泄泻

治则:除湿导滞,通调腑气。以足阳明、足太阴经穴位为主。

主穴:天枢、上巨虚、阴陵泉、水分。

配穴:感受寒湿者加神阙;感受湿热者加内庭;饮食停滞者加中脘。

操作:毫针刺,用泻法。神阙用隔姜灸法。

方义:天枢为大肠募穴,可调理肠胃气机;上巨虚为大肠下合穴,可运化湿滞,取"合治内腑"之意;阴陵泉可健脾化湿;水分可利小便而实大便。

2.慢性泄泻

治则:健脾温肾,固本止泻。以任脉及足阳明、足太阴经穴位为主。

主穴:神阙、天枢、足三里、公孙。

配穴:脾气虚弱者加脾俞、太白;肝气郁结者加太冲;肾阳不足者加肾俞、命门。

操作:神阙用灸法;天枢用平补平泻法;足三里、公孙用补法。配穴按虚补实泻法操作。

方义:灸神阙可温补元阳,固本止泻;天枢为大肠募穴,能调理肠胃气机;足三里、公孙可健脾益胃。

(二)推拿治疗

治则:调理肠胃,健脾止泻。以任脉及足阳明经穴位为主。

取穴:中脘、天枢、气海、关元、脾俞、胃俞、肾俞、大肠俞、足三里、上巨虚、内关等。

手法:一指禅推法、摩法、按揉法、擦法等。

操作:患者取仰卧位,于中脘、天枢、气海、关元穴施以一指禅推法,往返10遍,于全腹施以逆时针全掌摩法。患者取俯卧位,于脾俞、胃俞、肾俞、大肠俞施以按揉法和擦法。

脾虚或肾虚者,加气海、关元穴按揉法以及背部、腰骶部擦法(包括脾俞至大肠俞连线、背部督脉、肾俞命门志室连线、八髎穴);肝气郁结者,加章门、期门按揉法和两胁擦法。

(三)其他治疗

1.耳针

选大肠、小肠、脾、胃、肝、肾、交感,每次取3~4穴,毫针刺,中等刺激。亦可埋耳针或用贴压法。

2.穴位注射

选天枢、上巨虚,用黄连素注射液,或用维生素 B_1 或 B_{12} 注射液,每穴注射 0.5~1 mL,每日或隔日1次。

第四章　外科疾病的针灸推拿治疗

第一节　神经性皮炎

神经性皮炎以皮肤革化呈苔藓样改变和阵发性剧痒为主症,是一种皮肤神经功能失调所致的肥厚性皮肤病,又称慢性单纯性苔藓。成年人多发,多局限于某处,如颈项、肘窝、腋窝、腘窝、阴部、骶部等,偶可见散发全身,双侧对称分布。中医学称之为"顽癣""牛皮癣""摄领疮"等。中医学认为本病初起多为风热之邪阻滞肌肤,或颈项多汗,衣着硬领摩擦刺激所致;或病久耗伤阴血,血虚生风生燥,或血虚肝旺,情志不遂,郁闷不舒,紧张劳累,心火上炎致气血运行失职,凝滞肌肤而成。

现代医学对本病病因未完全阐明,一般认为系大脑皮层兴奋和抑制功能失调所致。

一、辨证

本病以皮肤损害呈苔藓样改变,阵发性剧痒为主要症状。临床根据兼症等可分为风热、肝郁化火和血虚风燥等证型。

1.风热

发病初期,仅有瘙痒而无皮疹,或丘疹呈正常皮色或红色,食辛辣食物加重,伴小便短赤,苔薄黄,脉弦数。

2.肝郁化火

每因心烦发怒,情志不畅而诱发或加重。

3.血虚风燥

病久丘疹融合成片,皮肤增厚,干燥如皮革样,或有少量灰白鳞屑,而成苔藓化,夜间瘙痒加剧。

二、治疗

(一)针灸治疗

治则:疏风止痒,清热润燥。以病变局部阿是穴及手阳明、足太阴经穴位为主。

主穴:阿是穴、合谷、曲池、血海、膈俞。

配穴:风热者,配太渊、风池;肝郁化火者,配肝俞、太冲;血虚风燥者,配脾俞、三阴交、足三里。

操作:毫针刺,阿是穴围刺,并可艾灸,其余主穴用泻法。配穴按虚补实泻法操作。

方义:取阿是穴可直达病所,既可散局部的风热郁火,又能通患部的经络气血,使患部肌肤得以濡养;合谷、曲池祛风止痒;血海、膈俞活血养血,取"治风先治血,血行风自灭"之义。

(二)推拿治疗

治则:舒筋活血,理气解郁,镇静安神,祛风止痒。以足阳明、足太阴经穴位为主。

取穴:百会、风池、足三里、三阴交、血海、膏肓、心俞、肝俞、脾俞、肾俞。

手法:揉法、拿法、点按法、推法等。

操作:患者取俯卧位,于背腰部施以掌揉法,并点按膏肓、心俞、肝俞、脾俞、肾俞;用双手揉拿下肢前面,点按足三里、三阴交、血海;用双拇指分推印堂至太阳穴,揉眉弓;点按百会、风池穴。

(三)其他治疗

1.皮肤针

先轻叩皮损周围,再重叩患处阿是穴以少量出血为度,同时可配合拔罐或艾条灸。

2.耳针

选肺、肝、神门、相应病变部位,毫针刺,中等强度刺激,或用小手术刀片轻割相应部位耳穴,以轻度渗血为度。

三、按语

(1)针灸推拿治疗本病有一定疗效,以皮肤针叩刺局部及相应夹脊穴较为多用。在此基础上辨证选穴,作整体调整,或在局部加用艾灸与拔火罐,亦均能获得较好的治疗效果。

(2)本病应注意与慢性湿疹、原发性皮肤淀粉样变相鉴别。慢性湿疹多有糜烂、渗液等,苔藓样变不如神经性皮炎显著,但浸润肥厚比较明显,边界也不如神经性皮炎清楚;原发性皮肤淀粉样变好发于小腿伸侧,常为绿豆大的半球形丘疹,质坚硬,密集成片。

(3)本病较难痊愈,应坚持治疗。治疗期间应注意劳逸结合,避免精神过度紧张。避免搔抓皮损区,并注意调理饮食,忌食鱼虾、辛辣之品及饮酒,忌恼怒。

第二节 痤 疮

痤疮俗称"青春痘""粉刺",是青春期常见的一种毛囊皮脂腺结构的慢性疾患。多发于青年男女,男性多于女性,一般青春期过后自然痊愈。好发于面部、胸背部皮脂腺丰富的部位。可形成粉刺、丘疹、脓肿等损害,有碍美观。如果失治误治,病情恶化,会产生很多瘢痕。

一、临床表现

本病多见于18~30岁的青年男女,损害的部位为颜面、前额部,其次为胸背部。初期为粉刺,可挤出乳白色粉质样物,常对称分布,也可散在发生。之后可演变为炎性丘疹、脓疱、结节、囊肿和瘢痕等,常数种情况同时存在。病程长短不一,成年后多可缓解自愈,遗留或多或少的凹陷状瘢痕或瘢痕疙瘩。

1.肺经风热

以丘疹损害为主,可有脓疱、结节、囊肿等,口渴,小便短赤,大便秘结,舌苔薄黄,脉数。

2.脾胃湿热

颜面皮肤油腻不适,皮疹有脓疱、结节、囊肿等,伴有口渴、便秘,舌红,苔黄腻,脉濡数。

3.冲任不调

病情与月经周期相关,伴有月经不调、痛经等,舌红,苔薄黄,脉弦数。

二、治疗

(一)针灸治疗

选穴:合谷、曲池、足三里及病位局部穴位。

加减:肺经风热加大椎、肺俞;脾胃湿热加内庭;冲任不调加血海、关元。

操作:毫针刺,每日 1 次,每次留针 20～30 min,6 次为 1 疗程。

(二)其他疗法

1.拔罐法

选穴:大椎。

操作:用三棱针散刺出血后拔罐。

2.耳针

选穴:肺、大肠、膈、内分泌、皮质下、神门、面颊。

操作:可用三棱针在内分泌、皮质下等穴位处进行刺血,或用压籽法。

3.三棱针法

选穴:大椎、耳背静脉、与病位相关经脉的井穴。

操作:常规消毒后,用三棱针点刺大椎穴,待血液流出后加拔火罐,继而点刺耳背静脉和井穴,双手挤压出血数滴,每周 1 次。

4.穴位注射法

选穴:足三里。

操作:穴位消毒后,抽取肘静脉血液 3 mL,迅速注射到一侧或两侧足三里穴内,10 天 1 次。

第三节　扁　平　疣

扁平疣是一种以发生于皮肤浅表部位的小赘生物为主症,多发生于青年人颜面、手背部的常见皮肤病,尤以青春期前后女性为多,故也称为青年扁平疣。中医学称为"疣目"。本病多由肌肤受风热之邪搏结而赘生,或因肝气郁结,气血凝滞,发于肌肤而成。

现代医学认为本病是由人类乳头状瘤病毒引起。

一、辨证

本病以颜面、手背和前臂处散在或密集分布淡红色或褐色米粒至芝麻粒大的扁平丘疹为主要症状。临床根据兼症可分为肝郁化火、风热搏结等证型。

1.肝郁化火

兼见烦躁易怒,口苦,咽干,目眩,脉弦。

2.风热搏结

发病初期,丘疹呈淡红色或红褐色,伴有瘙痒,兼见咳嗽、发热,脉浮数。

二、治疗

(一)针灸治疗

治则:疏风清热,泻肝养阴。以手阳明经穴位为主。

主穴:阿是穴(疣体所在部位)、合谷、曲池、血海。

配穴:肝郁化火者,加行间、侠溪;风热搏结者,加风池、商阳。

操作:毫针刺,泻法。用26～28号0.5～1寸毫针,在母疣中心快速进针至疣底部,大幅度捻转提插30次左右,然后摇大针孔,迅速出针,放血1～2滴,再压迫止血;若疣体较大,再于疣体上下左右四面与正常皮肤交界处各刺1针,以刺穿疣体对侧为度。施用同样手法,3～5日针刺1次。

方义:本证刺法以刺疣体局部为主,用粗针刺出血再按压止血,意在破坏疣底部供应疣体的营养血管,使之出血、阻塞,断绝疣体的血液供应,从而使疣体枯萎脱落。因本证为风热毒邪结聚于皮肤所致,故疣数较多者取合谷、曲池针而泻之,散风清热;再针泻血海凉血化瘀、软坚散结,更有助于疣体之枯萎。

(二)其他治疗

1.激光照射

选取阿是穴,用7～25 mW的氦－氖激光仪散焦作局部照射20～30 min,每日1次。

2.耳针

选肺、肝、肾、面颊、内分泌、交感,每次取2～3穴,毫针刺,中等强度刺激,留针30 min,每日1次。亦可用王不留行贴压。

三、按语

(1)针灸治疗扁平疣有较好疗效,多采用局部选穴。若在治疗期间出现局部色泽发红,隆起明显,瘙痒加重,往往是经气通畅之象,为转愈之征兆,应坚持治疗。

(2)治疗期间应忌食辛辣、海鲜等发物,避免挤压摩擦疣体,以防感染。

第四节 风 疹

　　风疹是以皮肤瘙痒异常,出现成块成片、疏密不一的疹团为主证的一种皮肤病,又名"瘾疹"。发病迅速,遇风易发,有急性和慢性之分。其特征是皮肤上出现大小不等、数目不一的风疹块,时隐时现,伴有强烈的瘙痒感。急性者短期发作后多可痊愈,慢性者常表现为疹块反复发生,时轻时重,病程可达数月或经久难愈。本病可发生于任何年龄,但常见于青壮年。

　　本病相当于现代医学的"荨麻疹"。

一、临床表现

　　1.风热犯表

　　风疹色红,灼热刺痒,遇热加剧,搔抓后起风团或条痕,伴发热恶寒,咽喉肿痛,苔薄黄,脉浮数。

　　2.风寒束表

　　皮疹色淡微红,遇风寒加重,得暖则减,冬重夏轻,伴恶寒,口不渴,舌淡,苔薄白,脉浮紧。

　　3.肠胃实热

　　皮疹色红,成块成片,瘙痒异常,伴脘腹疼痛、恶心、呕吐、便秘或泄泻,苔黄腻,脉滑数。

　　4.血虚风燥

　　皮疹淡红,反复发作,迁延日久,疲劳时加重,伴心烦少寐、口干、手足心热,舌红,少苔,脉细数。

二、治疗

　　(一)针灸治疗

　　选穴:曲池、合谷、血海、三阴交、膈俞、委中。

　　加减:风热犯表加大椎、风池,咽喉肿痛甚者加商阳、鱼际,呼吸困难配天突、膻中,咽痛加少商点刺出血,腹痛腹泻加天枢;风寒束表加风门、风池,头痛者加太阳,若挟湿兼见面部水肿者加阴陵泉;肠胃实热加足三里,脘腹疼痛者加中脘、天枢,恶心呕吐者加内关;血虚风燥加足三里、三阴交、脾俞,心烦少寐、手足心热者加神门、风池。

　　操作:毫针刺,每日1次,每次留针20～30 min,6次为1疗程。

　　(二)其他疗法

　　1.耳针

　　选穴:肺、大肠、肾上腺、神门、内分泌。

　　操作:每次取2～3穴,毫针刺,中强刺激,留针20～30 min;或用压籽法,每日按压3～5次,每次每穴按压20～30下,3天换药1次,两耳轮换,贴压5次为1疗程。

2.拔罐法

选穴:神阙。

操作:用闪火法拔罐。留 3～5 min 即可起罐,稍停片刻再行拔罐,反复 3 次结束。每日 1 次。

3.三棱针法

主穴:大椎、血海。

配穴:疹发上肢配曲池;疹发下肢配委中;疹发背部配膈俞。

操作:在穴位局部揉按后常规消毒,用三棱针点刺使血溢出,加拔火罐 15 min。隔日 1 次。

三、按语

(1)针灸治疗风疹效果较好,对反复发作者须查明原因,针对病因治疗。

(2)本病属过敏性皮肤病,病原很难找到,某些慢性风疹较难根治。若发作时出现呼吸困难(合并过敏性哮喘),应及时采取综合治疗,以免发生窒息。

(3)忌食鱼腥虾蟹等易致过敏的食物;对易致过敏的药物,也应避免应用;便秘者应保持大便通畅。

第五节 丹 毒

丹毒是以患部皮肤突然变赤,色如涂丹,游走极快为主症的一种急性感染性疾病,常伴有恶寒、高热等。本病多因血分有热,更兼火毒侵袭,或皮肤黏膜破损,邪毒乘隙而入,火热毒邪郁于肌肤,经络气血壅遏而成。发于头面者,多夹风热;发于胸胁者,多夹肝火;发于下肢者,多兼湿热;发于新生儿者,则多由胎毒内蕴,外邪引动而发。

现代医学的溶血性链球菌侵入皮肤或黏膜内的网状淋巴管所引起的急性感染性皮肤病属于本病范畴。

一、辨证

主症起病急骤,皮肤红肿热痛,状如云片,边界分明。

1.热毒夹风

发于头面,兼见发热恶寒,头痛,骨节酸楚,舌红苔薄白或薄黄,脉浮数。

2.热毒夹湿

发于下肢或红斑表面出现黄色水疱,兼见发热心烦,口渴,胸闷,关节肿痛,小便黄赤,脉濡数。

3.热毒内陷

出现胸闷呕吐、壮热烦躁、恶心呕吐、神昏谵语甚至痉厥等,属危急之候。

二、治疗

（一）针灸治疗

治则：清热解毒，凉血祛瘀。以手阳明、足阳明、足太阳经穴位为主。

主穴：大椎、曲池、合谷、委中、阿是穴。

配穴：热毒夹风者，配风门；热毒夹湿者，配血海、阴陵泉、内庭；热毒内陷者，配十宣或十二井穴。

操作：毫针刺，用泻法。大椎、委中、十宣、十二井诸穴均可用三棱针点刺出血，皮损局部阿是穴用三棱针散刺出血。

方义：阳气过多则为热，热甚则为火，火盛则为毒，故清火毒必当泻阳气。阳明经为多气多血之经，在三阳经中阳气最盛，故本病当取阳明经穴为主。大椎为督脉与诸阳经交会穴，曲池、合谷为手阳明经穴，三穴同用可泻阳气而清火毒。委中又名"血郄"，凡血分热毒壅盛之急症，用之最宜。本病病在血分，诸经穴及皮损局部点刺或散刺出血可直接清泻血分热毒，使热毒出泻则丹毒自消，有"宛陈则除之"之义。

（二）其他治疗

1.刺络拔罐

选取皮损局部阿是穴，用三棱针散刺或用皮肤针叩刺出血，刺后拔罐。

2.耳针

选取肾上腺、神门、耳尖、耳背静脉、皮损对应部位，毫针刺，中度刺激，其中耳尖、耳背静脉点刺出血。

三、按语

（1）针灸治疗本病有效，但一般应配合内服或外用中药以提高疗效，缩短病程。

（2）本病应与接触性皮炎、类丹毒相鉴别。接触性皮炎有过敏物接触史，皮损以红肿、水疱、丘疹为主，伴瘙痒，多无疼痛，且无明显的全身症状。类丹毒相则多发于手部，有猪骨或鱼虾之刺划破皮肤史，红斑范围小，症状轻，无明显症状。

（3）病情严重者，须及时应用抗生素控制感染，并给予相应支持疗法。

第六节 疔 疮

疔疮是以病初即有粟粒样小脓头，发病迅速，根深坚硬如钉为主症的好发于颜面部和手足部的外科疾患。本病多因肌肤不洁，邪毒乘隙侵袭，邪热蕴结肌肤；或因恣食膏粱厚味和酗酒等，以致脏腑蕴热，毒从内发。若毒热内盛则流窜经络，内攻脏腑则属危候。

现代医学的急性甲沟炎，脓性指头炎，急性淋巴管炎等由金黄色葡萄球菌感染所致的急性化脓性炎症属于本病范畴。

一、辨证

本病以毛囊口脓疮隆起,呈圆锥形的黄色或紫色炎性硬结,状如粟粒为主要症状。

1.火毒流窜经络

四肢部疔疮,患处有红丝上窜者,名"红丝疔"。

2.疔疮走黄

疔疮内攻脏腑之危候,兼见壮热烦躁,眩晕呕吐,神昏谵语。

二、治疗

(一)针灸治疗

治则:清热解毒,行气活血。以督脉穴位为主。

主穴:身柱、灵台、合谷、委中。

配穴:根据患部所属的经脉循经取穴。如发于面部者,属手阳明经,配商阳、内庭;属少阳经者,配关冲、足临泣;属太阳经者,配少泽、足通谷。发于手者,可配足部同名经腧穴;发于足者,配手部同名经腧穴。如系红丝疔,可沿红丝从终点依次点刺到起点,以泻其恶血。疔疮走黄伴高热者,可点刺十宣或十二井穴出血或针刺水沟;伴神昏者配水沟、关冲、内关。

操作:毫针刺,用泻法。或三棱针点刺出血。

方义:督脉总督诸阳,灵台为治疗疔疮经验穴,配合身柱有疏泄阳热火毒之功。合谷为手阳明经原穴,阳明经多气多血,在三阳经中阳气最盛,故泻之可清阳热祛火毒,对面部疔疮更为适宜。疔疮为火毒蕴结血分之急症,委中又名"血郄",刺血可清泻血热。

(二)其他治疗

1.挑刺

寻找背部脊柱两旁丘疹样突起,用三棱针挑刺,每日1次。或取心俞、脾俞等。

2.耳针

选神门、肾上腺、皮质下、相应部位穴位,每次取2~3穴,毫针刺,中度刺激,留针30~60 min,每日1次。

3.隔蒜灸

选阿是穴,将蒜片置于疖肿上,艾炷置于蒜片上点燃灸之,每一疖灸3~10壮,每日1次,10次为1疗程。轻者灸3~4次可痊愈,为防止复发应灸完1个疗程,重者一般需2个疗程。

三、按语

(1)针灸治疗疔疮有一定的疗效。

(2)疔疮初起,切忌挤压、挑刺,不宜在病变部位拔罐和针刺;红肿发硬时忌手术切开,以免感染扩散;如已成脓,应转外科处理。

(3)疔疮走黄,症情凶险,应采取综合治疗。

(4)治疗期间应忌食鱼、虾及辛辣厚味,多食新鲜蔬菜。

第七节 痄 腮

痄腮是指因感受风温邪毒而引起的,以发热、耳下腮部漫肿疼痛为主要临床表现的急性传染病。本病又称"蛤蟆瘟""大头瘟"等,全年均可发生,而以冬春季较多见,儿童发病率较高。本病多因外感风温邪毒,壅阻少阳经脉,郁而不散,结聚于腮部而致。

本病相当于现代医学的流行性腮腺炎。

一、临床表现

1.温毒袭表

发热恶寒,一侧或两侧腮部漫肿疼痛,压之有弹性感,舌尖红,苔薄黄,脉浮数。

2.热毒蕴结

壮热,头痛,口渴多饮,烦躁,腮部肿胀,疼痛拒按,舌红,苔黄,脉滑数。

3.邪郁肝经

腮部肿痛,发热,男性睾丸肿胀疼痛,女性小腹痛,舌红,苔黄,脉弦数。

4.毒陷心包

腮部肿胀,高热,头痛,呕吐,神昏,项强,甚则惊厥、抽搐,舌红,苔黄,脉洪数。

二、治疗

(一)针灸治疗

选穴:翳风、颊车、外关、合谷、关冲、足窍阴。

加减:温毒在表配风池、少商;热毒蕴结配商阳、曲池;头痛配风池、太阳;睾丸肿痛配太冲、曲泉;神昏惊厥配水沟、十宣;邪郁肝经配大敦、足临泣;高热者加大椎;睾丸肿痛者加蠡沟;毒陷心肝配劳宫、百会、水沟、行间、十宣。

操作:毫针刺,每日 1 次,每次留针 20～30 min。6 次为 1 疗程。

(二)其他疗法

1.灯火灸

选穴:角孙、翳风。

操作:用灯心草一根,蘸麻油点燃后,对准病侧角孙和翳风迅速点灸皮肤,一点即起,灸时听到一声响声即可。

2.耳针

选穴:耳尖、对屏尖、面颊、肾上腺。

操作:耳尖以三棱针点刺出血,余穴毫针强刺激,每次留针 15～30 min,间歇运针,每日或隔日 1 次,左右交替。

三、按语

（1）本病属呼吸道传染病，故治疗期间应注意隔离，一般至腮部肿胀完全消失为止。

（2）如有严重并发症，应配合其他疗法。

第八节 肠 痈

肠痈是外科常见的急腹症，临床上以持续伴阵发性加剧的右下腹痛、肌紧张、反跳痛为特征。可发生于任何年龄，多见于青壮年。本病多因饮食不节，暴饮暴食，或过食油腻、生冷不洁之物，损伤肠胃，湿热内生蕴于肠间；或因饮食后急剧奔走，导致气滞血瘀，肠络受损；或因寒温不适、跌仆损伤、精神因素等，导致气滞、湿阻、热壅、瘀阻、积热不散。血腐肉败而成痈肿。

现代医学的急、慢性阑尾炎属于本病范畴。

一、辨证

本病以持续伴阵发性加剧的右下腹疼痛、肌紧张、反跳痛为主要症状。临床可分为轻症和重症。

1.轻症

初起上腹部或脐周作痛，阵发性钝痛，数小时后疼痛转移至右下腹部，逐渐加重，伴有恶寒发热，恶心呕吐，便秘，腹胀，溲赤，苔黄腻，脉洪数。

2.重症

痛处固定不移，痛势加剧，腹肌紧张拘急，拒按，局部可触及肿物，高热不退。

二、治疗

（一）针灸治疗

治则：清热导滞，行气活血。以足阳明经穴位为主。

主穴：天枢、上巨虚、阑尾、阿是穴。

配穴：发热者，配曲池、大椎；呕吐者，配上脘、内关；便秘者，配腹结、天枢；腹胀者，配大肠俞、次髎。

操作：毫针刺，用泻法。

方义：本病病位在大肠，故取大肠募穴天枢、下合穴上巨虚（合治内腑）以通调肠腑，清泻肠腑积热。阑尾穴是治疗肠痈的经验效穴。针刺阿是穴可直达病所，畅通患部气血，消痈止痛。

（二）推拿治疗

治则：行气活血，清热导滞。以足阳明经穴位为主。

取穴：天枢、上巨虚、阑尾、大肠俞、三焦俞等。

手法：一指禅推法、点压法、摩法、滚法、擦法、点揉法等。

操作:患者取俯卧位,于大肠俞、三焦俞施以一指禅推法,然后在三焦俞与大肠俞之间施以挖法,接着施以擦法,以透热为度。患者取仰卧位,在天枢穴施以指揉法,然后在压痛点(麦氏点)施以摩法。手法宜轻快柔和,特别是在运用摩法时动作要特别柔和,不可使用暴力,否则会加重病情。患者取坐位或仰卧位,于上巨虚、阑尾穴上施以点压法或揉法,手法应由轻至重,不可用暴力。发热者,可在曲池、合谷穴上施以点压法;腹胀者,可在气海穴施以点揉法;呕吐者,可在中脘、内关穴上施以点揉法;湿热证型者,可在阴陵泉、地机穴上施以一指禅推法。

(三)其他治疗

1.电针

选取右天枢、右阑尾穴,电针刺激,强度以患者能耐受为度,每次 30～60 min,每日 2 次。

2.耳针

选取阑尾、神门、新阑尾点(位于对耳轮耳腔缘,在臀与腰椎之间),毫针刺,中、强度刺激,每次留针 30～60 min,每日 1～2 次。

三、按语

(1)针灸推拿治疗本病初期有即刻止痛的作用,但对于重症疗效较差,应采取综合疗法。足三里、上巨虚、阑尾、麦氏点局部针刺对控制疼痛和病情的发展有良好的作用。对于慢性阑尾炎右少腹经常疼痛者,除针刺外,应配合灸法治疗。

(2)本病初期疼痛多不明显,或无腹痛,或见左侧腹痛等,但不久即固定为右下腹痛。腹痛的性质和程度与本病发病类型有一定关系,单纯性阑尾炎多呈持续性钝痛或胀痛,化脓性或坏疽性阑尾炎呈阵发性剧痛或跳痛,阑尾梗阻则表现为阵发性绞痛。应与急性胃肠炎、急性肠系膜淋巴结炎和胃、十二指肠急性穿孔等病证相鉴别。

(3)对急性阑尾炎症状严重、已化脓有穿孔或坏死倾向者,宜及时转外科处理,采取综合疗法进行治疗。

(4)平素患者可经常自行摩腹,特别是右下腹疼痛处,既可预防、又可缓解因慢性阑尾炎而引发的粘连。

第五章　妇产科疾病的针灸推拿治疗

第一节　功能失调性月经紊乱

功能失调性月经紊乱是一种妇科常见疾病,又称为功能失调性子宫出血(简称功血),是指无周身及生殖器官器质性病变,而由神经内分泌系统功能失调所致的子宫异常出血和月经紊乱。临床上分为排卵型和无排卵型二大类,排卵型主要见于生育期妇女,而无排卵型多见于青春期和更年期妇女,后者约占功能失调性月经紊乱发病总数的80%。

本病属中医学崩漏、月经不调等范畴。

一、病因病机

本病与性腺内分泌失调有关。任何能影响下丘脑—垂体—卵巢性腺轴功能的因素,如精神过度紧张、恐惧、忧郁、劳累、环境和气候骤变、营养不良、代谢紊乱等均可通过大脑皮质的神经介质干扰性腺轴的互相调节和制约机制,致使卵巢功能失调,性激素分泌失常,无排卵或排卵性月经周期紊乱,子宫内膜不规则剥落出血。

中医认为本病多由血热、脾虚、肾虚、血瘀致冲任失调引起。

1.血热内扰

素体阳盛,或肝气郁结,郁久化火,热郁胞宫,迫血妄行。

2.气不摄血

素体亏虚,或房劳过度,脾虚气弱,血失统摄,冲任不固。

3.肾虚失藏

素体肾亏,或房劳孕产,惊恐伤肾,肾气不固,肾失闭藏。

4.血寒凝滞

经期受寒,或阳虚寒生,经血凝滞,冲任不调。

二、辨证

无排卵型主要表现为子宫异常出血,正常的月经周期、经期打乱,如发生数月或数周停经,继之大量流血,达2～3周或更久,或不规则流血,可兼见贫血。排卵型表现为月经周期缩短,月经频发,孕早期流产乃至不孕;或表现为月经周期正常但经期流血量大,时间长达9～10天。

1.血热内扰

证候:经血非时忽然大下,或淋漓不止,血色鲜红,烦热口渴或心烦潮热,舌淡,脉数。

治法:清热凉血,调经止血。

2.气不摄血

证候:经血非时而至,血色淡,质稀,淋漓不净,面色苍白,神疲气短,手足不温,纳少便溏,舌淡苔白,脉沉弱。

治法:健脾益气,调经止血。

3.肾虚失藏

证候:肾阳虚者,经来无期,出血量多或淋漓不净,色淡质稀,形寒肢冷,面色晦暗,腰膝酸软,舌淡苔白,脉沉细。肾阴虚者,经乱无期,淋漓不止,色鲜红,质稍稠,头晕耳鸣,心烦,舌偏红,苔少,脉细数。

治法:肾阳虚者温补肾阳,调理冲任;肾阴虚者滋阴补肾,调理冲任。

4.血寒凝滞

证候:经行延迟,漏下淋漓不断,或骤然血崩,色紫黑有块,小腹疼痛拒按或胀痛,舌紫暗,脉涩。

治法:活血行瘀,理气通经。

三、针灸治疗

(一)刺灸

取穴:气海、肾俞、子宫、三阴交。

随症配穴:血热内扰者,加血海、曲池、行间。气不摄血者,加足三里、膏肓。肾阳虚者,加关元、命门。肾阴虚者,加太溪、阴谷。血寒凝滞者,加地机、太冲、膈俞。

刺灸方法:虚证针用补法;实证针用泻法,阳气虚、血寒者可加灸。

方义:气海属任脉,补益元气通胞宫,施用补法具有调和冲任之功。肾俞补肾气,益精血而调经。子宫为局部取穴,能调气血止疼痛。三阴交既能健脾益气血生化之源,又可调理冲任。血海、曲池、行间清泄血热。足三里、膏肓健脾益气。关元、命门以温补肾阳。太溪、阴谷可滋养肾阴。地机、太冲、膈俞可理气行血化瘀。

(二)穴位注射

取关元、中极、子宫、肾俞、关元俞等穴,每次选 2～4 穴,可用复方丹参注射液,每穴注射 2～3 mL,每日 1 次,10 次为 1 疗程。

(三)耳针

取内生殖器、内分泌、肾、肝、脾、神门,每次选 3～5 穴,毫针中度刺激,留针 30～45 min,每日或隔日 1 次,或埋针、埋籽刺激。

(四)皮肤针

出血期用皮肤针在腰骶部、带脉区、百会、小腿内侧轻叩,以皮肤微微潮红为度。出血停止后,用皮肤针在带脉区、下腹部、腹股沟、中脘、第七至第十二胸椎夹脊穴、腰骶部、小腿内侧轻叩,以皮肤潮红为度。

四、推拿治疗

（一）基本治法

取穴：中脘、气海、关元、子宫、膈俞、肝俞、脾俞、肾俞、血海、三阴交、复溜等。

手法：一指禅推法、按法、揉法、擦法、捏脊法等。

操作：患者仰卧位，先用一指禅推法自中脘经气海至关元，用中指揉气海、关元和子宫。一指禅推法推血海，用拇指按揉足三里、三阴交、复溜、交信，再用掌擦法擦复溜、交信，以有温热感为度。

患者俯卧位，用一指禅推法自膈俞沿膀胱经第一侧线向下经肝俞、脾俞至肾俞，用拇指指端按揉上述诸穴。以小鱼际擦法直擦背部膀胱经第一侧线，以温热为度。自腰部至上背部施捏脊法 3 遍。

（二）辨证加减

血热内扰者，加点按血海、委中、三阴交、太冲。气不摄血者，着重按揉气海、足三里、脾俞。肾虚失藏者，着重按揉肾俞、关元、太溪，横擦腰骶部，擦涌泉，透热为度。血寒凝滞者，着重按揉关元、命门、神阙。

第二节　子宫内膜异位症

子宫内膜异位症是指子宫内膜生长于子宫腔面以外的组织或器官而引起的疾病，临床上分为内在性和外在性两种。当异位的子宫内膜出现在子宫体的肌层时，因其尚在子宫内，称为内在性子宫内膜异位症；而当异位的子宫内膜发生于子宫壁层以外的任何其他部位时，统称为外在性子宫内膜异位症。外在性子宫内膜异位症最常发生于卵巢、子宫骶骨韧带、盆腔腹膜等处。子宫内膜异位症是一种常见的妇科疾病，多见于 30～45 岁的妇女，但 20 岁以下的年轻患者也并不罕见。

本病属中医学痛经、月经不调、不孕等范畴。

一、病因病机

子宫内膜异位症的病因目前尚不完全清楚。多数认为由子宫内膜种植所致，但也有人认为与体腔上皮化生、淋巴静脉播散、免疫因素等有关。主要病理变化是异位内膜周期性出血和周围组织纤维化。

中医认为本病多由气虚、热郁、寒凝而使冲任受阻所致。

1.气虚血瘀

素体虚弱，或脾失健运，气虚不能行血，经脉不通。

2.热郁血瘀

素体阳盛，或嗜食辛辣肥甘，湿热内蕴，阻滞胞宫，冲任不调。

3.寒凝血瘀

素体阳虚,或寒邪侵袭,经脉阻滞,气血不通。

二、辨证

外在性子宫内膜异位症表现为继发性、渐进性痛经,月经不调和原发性或继发性不孕。内在性子宫内膜异位症除了继发性痛经外,还见经量增多、经期延长、子宫增大、继发性不孕等。

1.气虚血瘀

证候:病程较长,痛经,小腹拒按,经血有瘀块,或月经不调,性交痛,不孕,神疲乏力,便溏,或肛门下坠疼痛感,舌淡胖或紫暗,或舌边有齿印,苔薄,脉沉细弱。

治法:益气化瘀。

2.热郁血瘀

证候:痛经,小腹拒按,经血有瘀块,或月经不调,性交痛,不孕,经期发热,带下黄臭,口干思饮,大便秘结,舌红有瘀点,苔薄黄,脉弦数。

治法:清热化瘀。

3.寒凝血瘀

证候:月经不调,行经小腹或脐周疼痛,或有会阴部坠痛,带下清,腹胀便溏,舌青紫,苔白滑,脉弦而沉涩。

治法:散寒化瘀。

三、针灸治疗

(一)刺灸

1.气虚血瘀

取穴:关元、气海、脾俞、足三里、次髎、带脉。

随症配穴:月经不调者,加三阴交。

刺灸方法:针用补法,可加灸。

方义:关元、气海补元气,调冲任。脾俞、足三里能健脾益气。次髎、带脉能通调冲任,活血化瘀。

2.热郁血瘀

取穴:曲池、支沟、三阴交、子宫、血海、行间。

随症配穴:大便秘结者,加天枢。

刺灸方法:针用泻法。

方义:曲池、支沟可通腑泄热。三阴交、子宫调理冲任,疏通胞宫。血海、行间泄热理气。

3.寒凝血瘀

取穴:关元、命门、三阴交、带脉、天枢。

随症配穴:小腹冷痛者,加灸神阙。

刺灸方法:针用平补平泻法,可加灸。

方义:血得寒则凝,寒气散则经通,故取关元、命门以温经散寒,调理冲任。三阴交、带脉以通经活血。天枢能散寒止腹痛。

（二）穴位激光照射

取子宫、中极、气海、血海、三阴交、足三里，每次选 2～4 穴，每穴用氦－氖激光治疗仪照射 10～15 min，隔日治疗。

（三）穴位注射

取中极、水道、次髎，可用当归注射液或红花注射液每穴注射 1 mL，每日 1 次，10 次为一个疗程。

四、推拿治疗

（一）基本治法

取穴：气海、关元、子宫、血海、阴陵泉、三阴交、膈俞、肾俞、肝俞、八髎等。

手法：一指禅推法、按法、揉法、摩法、震法、颤法、擦法。

操作：患者仰卧位，先用一指禅推法推气海、关元、子宫，后用中指按揉气海、关元、中极、子宫。用摩法顺时针方向摩腹，用掌颤法震颤腹部。用一指禅推法推血海、三阴交，用拇指按揉血海、阴陵泉、三阴交。

患者俯卧位，用一指禅推法在背部沿膀胱经第一侧线上下往返操作 2 次，后用拇指按揉膈俞、肝俞、肾俞、八髎。以小鱼际擦法直擦背部两侧膀胱经第一侧线，以透热为度，以小鱼际擦法横擦八髎，以温热为佳。

（二）辨证加减

气虚血瘀者，加按揉脾俞、足三里。热郁血瘀者，加按揉章门、期门、曲池。寒凝血瘀者，加小鱼际擦法横擦肾俞、命门，以透热为度。

第三节　经前期紧张综合征

经前期紧张综合征是指出现在月经来潮前数日的一系列症状，如乳房胀痛、烦躁易怒、胸闷、头晕、头痛、四肢面目浮肿、失眠或嗜睡、倦怠无力、盆腔沉重感、腰背部钝性疼痛等。一般在月经来潮前 7～14 天出现，经前 2～3 天加重，月经来潮后症状随之消失。大多数妇女有轻度的经前期紧张综合征，少数患者有精神症状及性格和行为的改变，以至影响生活和工作。

本病与中医学月经前后诸症、经行乳房胀痛等相似。

一、病因病机

在月经周期中，由于雌雄激素比例失调，雌激素相对过高可使血液内液体进入组织，也使抗利尿激素和醛固酮升高，致使水钠潴留而引起水肿、头痛、烦躁、乳房胀痛等症状。精神紧张也可通过内分泌调节引起醛固酮分泌增加，加重水钠潴留。平素情绪紧张、急躁、忧郁的妇女反应更明显。

中医学认为本病的发生由肝气郁滞、脾肾阳虚、肝肾阴虚等引起。

1.肝气郁结

情志抑郁,肝失条达,气机失畅,经脉不通。若肝郁日久,肝火上炎。

2.脾肾阳虚

素体阳虚,或久病体弱,脾肾不足,气血亏虚,水湿停留。

3.肝肾阴虚

素体阴虚,或久病房劳伤肾,阴虚阳亢。

二、辨证

经前精神神经症状见情绪激动,精神紧张,忧郁,不安,烦躁易怒,失眠或嗜睡,疲乏,注意力不集中,健忘等。水钠潴留则引起全身浮肿(以足踝、眼睑部明显)或体重增加,胃肠功能紊乱、食欲不振、腹胀、腹泻,下腹和腰骶部坠痛、盆腔沉重感,头痛、偏头痛,鼻塞、咳嗽和个别患者哮喘发作,全身疼痛、乳房胀痛(并有触痛性结节)。这些症状周期性地于经前期出现,在经期内多数减轻或消失。有些患者可能伴有舌炎、颊部黏膜溃疡、外阴瘙痒、湿疹、荨麻疹及痤疮样疹等。

1.肝气郁结

证候:经前紧张或抑郁,胸胁胀满,乳房胀痛,舌淡苔薄,脉弦。若肝火上炎,可见头痛,烦躁易怒,小便短黄,吐衄血,舌红苔黄,脉弦数。

治法:疏肝解郁,清肝泻火。

2.脾肾阳虚

证候:经前肢体面目浮肿,嗜睡,倦怠乏力,身痛,腰膝酸痛,纳差,腹胀腹泻,舌淡,脉沉细。

治法:温补脾肾。

3.肝肾阴虚

证候:经前心烦不安,头痛头晕,潮热盗汗,心悸失眠,舌红,苔少,脉细数。

治法:滋养肝肾。

三、针灸治疗

(一)刺灸

1.肝气郁结

取穴:太冲、内关、膻中、三阴交。

随症配穴:乳房胀痛者,加阳陵泉。头痛者,加百会。烦躁易怒者,加行间。

刺灸方法:针用泻法。

方义:太冲可疏肝理气解郁。内关、膻中宽胸理气。三阴交调经通络。

2.脾肾阳虚

取穴:脾俞、肾俞、关元、中脘、足三里、三阴交。

随症配穴:腹胀腹泻者,加天枢。面浮足肿者,加三焦俞、水分。

刺灸方法:针用补法,可加灸。

方义:脾俞、肾俞温补脾肾。关元可温阳利水。中脘、足三里健脾益气化湿。三阴交可补脾肾,调冲任。

3.肝肾阴虚

取穴:肝俞、肾俞、太溪、阴郄、三阴交。

随症配穴:头痛者,加行间、风池。潮热盗汗者,加复溜、合谷。心悸失眠者,加神门。

刺灸方法:针用补泻兼施法。

方义:肝俞、肾俞滋补肝肾。太溪可滋肾养阴。阴郄可养阴清热。三阴交可补肝肾,调冲任。

(二)耳针

取内分泌、皮质下、神门、心、肝、肾、脾、内生殖器,每次选2～4穴,毫针中度刺激,或埋籽压迫刺激。

四、推拿治疗

(一)基本治法

取穴:印堂、神庭、太阳、风池、百会、内关、神门、心俞、肝俞、膈俞、脾俞等。

手法:一指禅推法、按法、揉法、擦法等。

操作:患者坐位,用一指禅推或揉印堂、神庭、太阳,抹前额数遍。按揉风池、百会、内关、神门。擦胸胁,以透热为度。

患者俯卧位,用一指禅推肺俞、心俞、膈俞、肝俞、脾俞、胃俞,按揉三阴交,用小鱼际擦法直擦背部督脉和膀胱经第一侧线,以温热为度。

(二)辨证加减

肝气郁结者,加按揉章门、期门、膻中、太冲,搓两胁。肝火旺加颞部扫散法,击百会数次,拿肩井。脾肾阳虚者,加摩腹,按揉脾俞、肾俞、命门,横擦腰骶、擦四肢,透热为佳。肝肾阴虚者,加按揉肝俞、肾俞、心俞、太溪、阴郄,横擦腰骶,擦涌泉。

第四节　子　痫

妊娠期或临产时及新产后,眩晕头痛,突然昏不知人,两目上视,牙关紧闭,四肢抽搐,角弓反张,少顷可醒,醒后复发,甚则昏迷不醒者,称子痫或妊娠痫证,常见于初产妇。如发病前见患者下肢水肿、头痛、眩晕、上腹不适、胸闷恶心等,称子痫先兆。子痫一旦发生,严重威胁母婴生命。

本证相当于现代医学的重度妊娠高血压综合征。

一、病因病机

本证主要由肝阳上亢、肝风内动,或痰火上扰、蒙蔽清窍所致。

1.肝风内动

素体阴虚,孕后精血养胎,肾精益亏,肝血愈虚,血不荣筋,肝风内动;或精不养神,心火偏亢,风火相煽,遂发子痫。

2.痰火上扰

阴虚热盛,灼津成痰,痰热互结;或肝气郁结,气郁痰滞,蕴而化火,痰火交炽;或脾虚生湿,聚湿生痰,郁久化热,以致痰火上蒙清窍,神志昏蒙。

二、辨证

1.肝风内动

证候:妊娠晚期,或临产时及新产后,头痛眩晕,突发昏仆,两目上视,牙关紧闭,四肢抽搐,角弓反张,时作时止,或久作不省,手足心热,颧赤息粗,舌红或绛,苔无或花剥,脉弦细而数。

治法:平肝息风,养阴清热。

2.痰火上扰

证候:妊娠晚期或临产时及新产后,头痛胸闷,突然昏仆,两目上视,牙关紧闭,口流涎沫,面浮肢肿,息粗痰鸣,四肢抽搐,角弓反张,时作时止,舌红,苔黄腻,脉弦滑而数。

治法:清热开窍,豁痰息风。

三、针灸治疗

(一)刺灸

1.肝风内动

取穴:太冲、三阴交、太溪、风池、百会。

随症配穴:昏仆不醒者,加水沟、涌泉。牙关紧闭者,加下关、颊车。四肢抽搐者,加阳陵泉。

刺灸方法:针用补泻兼施法。

方义:太冲平肝息风。三阴交、太溪育阴潜阳,配风池可养阴清热息风。百会醒神开窍。

2.痰火上扰

取穴:百会、劳宫、丰隆、中脘、行间。

随症配穴:痰涎盛者,加天突、上脘。昏仆不醒、牙关紧闭、四肢抽搐者,配穴同肝风内动。

刺灸方法:针用补泻兼施法。

方义:百会、劳宫清热开窍,安神镇惊。丰隆、中脘清热化痰,配行间可泄热息风。

(二)耳针

取肝、肾、神门、交感、皮质下、枕,每次选 2～4 穴,毫针中度刺激,每日 1～3 次。

四、推拿治疗

(一)基本治法

取穴:水沟、涌泉、风池、百会、合谷、三阴交、足三里、丰隆等。

手法:掐法、按法、揉法、拿法等。

操作:发作时令患者仰卧位,掐水沟、涌泉直至苏醒。苏醒后患者坐位,五指拿从头顶拿至风池数次,按揉风池、百会、曲池、合谷、神门、三阴交、太溪、足三里、丰隆等穴。

（二）辨证加减

肝风内动者,加按揉肾俞、太冲、行间,擦涌泉。痰火上扰者,加摩腹,按揉中脘、膻中、章门、期门、肝俞、脾俞、胃俞、内关,头颞侧扫散法。血压高或不稳定者,推双侧桥弓 10～20 次。

第五节　胎 位 不 正

胎位不正是指妊娠 30 周后,胎儿在子宫内的位置不正,又称为胎位异常。正常胎位为枕前位,即胎头向下、后枕部向前,除此之外均为异常胎位,如臀位、横位、斜位等。本病是引起难产的一个重要因素,应及时治疗,以保证临产时的母婴安全。

中医学根据异常胎位的不同情况,有多种名称,如足位称倒生、逆生,臀位称坐生、坐臀生等。

一、病因病机

本病原因复杂,可能与子宫腔大或子宫畸形、骨盆狭窄、羊水过多、腹壁松弛、胎儿因素等有关。

中医认为本病由孕妇、胎儿两方面原因所致。

1.气血虚弱

孕妇素体虚弱,或脾虚气血不足,胞中胎儿亦弱,无力转头向下,而致胎位异常。

2.气机郁滞

孕妇孕期多食,胞中胎儿过大,胎头下移受限;或情志不畅,气机受阻,而致胎位不正。

二、辨证

证候:妊娠 30 周后发生胎位不正,对孕妇来说并无自觉症状,经产前检查方能明确诊断。若气血虚弱者,或兼见气短,神疲乏力,面色不华,食少便溏,舌淡脉弦。气机郁滞者,或兼见精神抑郁,急躁易怒,胸胁胀满,嗳气,苔薄,脉弦。

治法:调理胎位。

三、针灸治疗

（一）刺灸

取穴:至阴。

随症配穴:气血虚弱者,加足三里、血海。气机郁滞者,加太冲、阳陵泉。

刺灸方法:艾条灸至阴,余穴针用平补平泻法。

方义:至阴为足太阳膀胱经之井穴,与肾经相连,胞络者系于肾,灸至阴可调节少阴之气,以矫正胎位。配足三里、血海益气养血。取太冲、阳陵泉疏通气机。

（二）电针

取至阴、足三里,针刺后通脉冲电流,以密波刺激 30 min,每日或隔日 1 次。

四、推拿治疗

取穴:膻中、气海、关元、肾俞、命门、腰阳关、三阴交、至阴等。

手法:揉法、振法、按法、点法等。

操作:患者仰卧位,膝关节屈曲,腹部外露以确定胎头位置和胎心位置。先施掌揉法于腹部。然后,一手托住腰部,一手按于腹部施振法,使腹部透热为度。再轻轻按揉膻中、气海、关元、三阴交等穴。患者侧卧位,施掌揉法于肾俞、命门、腰阳关,再点按足三里、三阴交、至阴。患者仰卧位,一手按准胎儿头部,一手按准胎儿臀部,双手同时施振法。可配用妇科外倒转术,使胎位趋于正常。

第六节　滞　产

滞产是以总产程超过 24 小时为主要表现的产科疾病。若处理不及时,可导致母子双亡,或产后留下严重后遗症。滞产主要因产力异常、产道异常、胎儿或胎位异常所引起。产力,主要是指促使胎儿自宫内娩出的一种动力,包括子宫收缩力及腹压两方面的力量,其中以子宫收缩力为主。如果子宫收缩乏力、收缩不协调或收缩过强,则可导致滞产。

本证主要指现代医学中由产力异常所致的异常分娩。

一、病因病机

本证多与产妇气血虚弱、气机郁滞等有关。

1.气血虚弱

孕妇素体虚弱,正气不足;或产时用力过早,耗伤精力;或临产胞水早破,浆干血竭,以致滞产。

2.气滞血瘀

临产过度紧张,心怀忧惧;或产前过度安逸,以致气不运行,血不流畅;或感受寒邪,寒凝血滞,气机不利,以致滞产。

二、辨证

1.气血虚弱

证候:腹部阵痛微弱,宫缩时间短,间歇时间长,产程进行缓慢,或下血量多而色淡,面色苍白,神疲肢软,心悸气短,舌淡苔薄,脉大而虚或沉细而弱。

治法:益气补血催产。

2.气滞血瘀

证候:腰腹疼痛剧烈,宫缩虽强,但间歇不匀,产程进行缓慢,或下血量少暗红,面色紫暗,精神紧张,胸脘胀闷,时欲呕恶,舌暗红,苔薄,脉弦而至数不匀。

治法:理气活血催产。

三、针灸治疗

(一)刺灸

1.气血虚弱

取穴:足三里、三阴交、合谷、复溜、至阴。

随症配穴:精神疲惫者,加灸气海、关元。心悸气短者,加内关、神门。

刺灸方法:针用补法。

方义:补足三里、三阴交强壮脾胃,化生气血。合谷配三阴交可催产下胎。用复溜以补肾,助其产力。至阴为足太阳膀胱经之井穴,为催产之经验穴。

2.气滞血瘀

取穴:合谷、三阴交、太冲、独阴。

随症配穴:胸胁胀满者,加内关、肩井。

刺灸方法:针用泻法,可加灸。

方义:合谷配三阴交可理气行血,催产下胎。太冲为足厥阴肝经之原穴,泻之可疏肝理气,以助行血之功。独阴为经外奇穴,有催产的作用,灸之可引产。

(二)耳针

取内生殖器、皮质下、内分泌、肾,毫针中度刺激,每隔 3～5 min 捻转 1 次。

四、推拿治疗

(一)基本治法

取穴:关元、气海、子宫、中脘、合谷、三阴交、足三里、太冲等。

手法:一指禅推法、摩法、按法、揉法、拿法、振法、搓法等。

操作:患者屈膝仰卧位,先用摩法在其腹部操作,手法宜平稳和缓、节律均匀,时间约15 min。然后,以一指禅推法或揉法施于气海、关元、天枢、子宫、中脘等穴,最后施振法于腹部。

(二)辨证加减

气血虚弱者,加按揉合谷、三阴交、足三里,手法刚柔相济。气滞血瘀者,加拿合谷、三阴交,掐揉太冲、至阴,手法由轻而重。一指禅推水道、归来,然后搓摩胁肋。

第七节 胞 衣 不 下

胞衣又称胎衣、胎盘,胎儿娩出后,胎盘经长时间不能娩出者,称为胞衣不下,又称胎衣不下、儿衣不下、息胞。本证多伴有阴道出血不止。西医学中的胎盘滞留等可据本节辨证治疗。

一、病因病机

本证主要与气虚、血瘀、寒凝等因素有关。

1.气虚

产妇体质素虚,元气不足;或产程过长,用力过度,分娩后气血两虚,无力送出胞衣而致。

2.血瘀

多由产时调摄失宜,败血恶露,瘀滞胞中,胞衣不出。

3.寒凝

临产或产时感受寒邪,外寒趁虚搏于血分,致气血凝滞,胞衣不能及时排出。

二、辨证

1.气虚

证候:产后胞衣不下,少腹微胀,按之有块,不痛不坚,恶露量多色淡,面色苍白,神疲肢怠,心悸气短,舌淡苔薄,脉细无力。

治法:补气养血祛瘀。

2.血瘀

证候:产后胞衣不出,小腹疼痛拒按,腹部坚硬有块,恶露量少,色暗红,面色暗紫,舌紫,脉细涩。

治法:行气活血祛瘀。

3.寒凝

证候:产后胞衣不下,小腹冷痛拒按,得热痛减,恶露甚少,色淡暗,面色青白,舌淡苔白,脉沉迟或紧。

治法:温经活血祛瘀。

三、针灸治疗

(一)刺灸

1.气虚

取穴:关元、三阴交、独阴。

随症配穴:阴道出血多者,加隐白。神疲肢怠者,加足三里。

刺灸方法:针用补法,可加灸。

方义:关元为元气交关之所,属任脉而通于胞宫,配三阴交则益气养血。独阴为经外奇穴,是治疗胎衣不下的经验效穴。

2.血瘀

取穴:肩井、中极、合谷、三阴交、昆仑。

随症配穴:小腹疼痛拒按者,加天枢、阴交。

刺灸方法:针用泻法,可加灸。

方义:肩井有活血利气、催下胎衣的作用。中极属任脉,通胞宫。合谷、三阴交行气活血,祛瘀止痛。配昆仑治胞衣不下。

3.寒凝

取穴:神阙、气海、三阴交、独阴。

随症配穴:小腹冷痛甚者,加灸肾俞、关元。

刺灸方法:针用泻法,可加灸。

方义:神阙与气海均为任脉穴,通于胞宫,灸之可散寒活血,温经通络。三阴交通经活血,以下胞衣。独阴是治疗胎衣不下的经验效穴。

(二)电针

取合谷、三阴交,毫针刺入后,以高频脉冲电流刺激 30 min。

(三)穴位敷贴

以巴豆 1 粒、蓖麻籽 1 粒、麝香 0.3 g,捣碎外敷神阙、涌泉。

第六章　骨伤科疾病的针灸推拿治疗

第一节　颈 肌 痉 挛

一、概述

颈肌痉挛俗称落枕,是急性单纯性颈项强痛、肌肉僵硬、颈部转动受限的一种病症,是颈部软组织常见的损伤之一,多见于青壮年,男多于女,冬春季发病率较高。轻者4～5天可自愈,重者疼痛严重并向头部及上肢部放射,迁延数周不愈,且易反复发作。此病针推疗效确切、迅速。颈肌风湿,颈肌劳损,颈椎病变等,均可引起颈肌疼痛与痉挛,落枕为单纯的肌肉痉挛,成年人若经常发作,常系颈椎病的前驱症状。

二、病因病机

本病多因颈部肌肉过度疲劳,或感受风寒,或夜间睡眠姿势不当,或枕头高低不适,使颈部肌肉遭受较长时间的牵拉而发生痉挛,部分由于颈部扭挫伤所致。而老年患者多与颈椎骨质增生或椎间盘变性有关。由于感受风寒,或筋脉挫伤,或夜卧过于熟睡,姿势不当,致使气血运行不畅,筋脉拘挛而成本病。

三、临床表现和体征

(一)症状

(1)颈项相对固定在某一体位,某些患者用一手扶持颈项部,以减少颈部活动,可缓解症状。

(2)颈部疼痛,动则痛甚。

(3)颈部活动明显受限,如左右旋转、左右侧弯、前屈与后伸等活动。

(二)体征

(1)颈项活动受限,颈部呈僵硬态,活动受限往往限于某个方位上,强行使之活动,则症状加重。

(2)肌痉挛伴压痛,胸锁乳突肌痉挛者,在胸锁乳突肌处有肌张力增高感和压痛;斜方肌痉挛者,在锁骨外1/3处,或肩井穴处,或肩胛骨内侧缘,有肌紧张感和压痛;肩胛提肌痉挛者,在上四个颈椎棘突旁和肩胛骨内上角处,有肌紧张感和压痛。

四、鉴别诊断

落枕是一种急性发作的症状，多在睡眠后出现一侧颈项部疼痛，局部僵硬并有明显压痛，头颈活动受限。临床上常需与下列疾病加以鉴别。

(1)颈椎半脱位：往往有外伤史和肩部负重史，临床表现为颈项疼痛，颈椎旋转活动明显受限。可摄颈椎张口位片证实，常见有寰枢关节半脱位。

(2)颈椎病：反复落枕，起病缓慢，病程长。因颈椎关节不稳而引起，常伴有椎间隙狭窄，骨质增生，需摄颈椎双斜位片或正位片证实。

(3)颈椎结核：有结核病史和全身体征，如低热、消瘦、盗汗及疲乏无力等，多发于儿童及青壮年，需摄颈椎正侧位片证实。

五、针灸治疗

(1)治则：疏风散寒，活络止痛，以督脉及手足三阳经为主。

(2)主穴：天柱、后溪。配穴，外感风寒，配大椎、风池、外关，用泻法；筋脉损伤，配阿是穴，或相应夹脊穴。

(3)方义：颈项部为手足三阳经之所过，显露于体外，又是头部转动之枢机，极易为风寒所侵袭，或因姿势不当而伤筋。古人认为，太阳为开而主表，故以手足太阳经的天柱、后溪为主穴，以疏解在表的外邪，配合督脉经要穴大椎、手足少阳经的风池、外关，可以疏散风寒，使邪从表解；若因筋脉受损，使局部气血受阻，不通则痛，当按"以痛为俞"的原则，选取阿是穴或相应夹脊穴，可以通络止痛，使气血流畅，筋脉得舒。

六、推拿治疗

(1)治则：舒筋活血，温经通络，理顺肌筋。

(2)主要手法：一指禅推法、擦法、按法、揉法、拿法、拔伸法、擦法等。

(3)常用穴位及部位：风池、风府、风门、肩井、天宗、肩外俞等。

(4)操作：①患者取坐位，医师立于其后，用轻柔的接法、一指禅推法，在患侧颈项及肩部施术，3～5 min。②用拿法提拿颈椎旁开 2.5 寸处的软组织，以患侧为重点部位，并弹拨紧张的肌肉，使之逐渐放松。③嘱患者自然放松颈项部肌肉，术者左手持续托起下颌，右手扶持后枕部，使颈略前屈，下颌内收，双手同时用力向上提拉，并缓慢左右旋转患者头部 10～15 次，以活动颈椎小关节。摇动旋转之后，在颈部微前屈的状态下，迅速向患侧加大旋转幅度，手法要稳而快，手法的力度和旋转的角度必须掌握在患者可以耐受的限度内。④术者按揉风池、风府、风门、肩井、天宗、肩外俞等穴，每穴 30～60 s，手法由轻到重；然后再轻拿颈椎棘突两侧肌肉，最后可在患部加用擦法治疗。

七、其他疗法

刺络拔罐：先在颈项部轻叩梅花针，使局部皮肤发红、充血，再拔火罐 3～5 个，每天 1～2 次。

第二节　胸胁迸伤

胸胁迸伤是指胸胁部岔气迸伤,为临床常见多发病之一。本病多由外伤、暴力的撞击或挤压,但又不足以使肋骨骨折时,所形成的胸胁部气机壅塞、胸部扳紧掣痛、胸闷不舒的一种病症,俗称"岔气"。

一、病因病理

胸廓包括胸段脊柱、肋骨、肋软骨与胸骨及其连接组织。胸廓诸骨的连接比较复杂,胸廓大部分由 12 对肋骨构成,另外,还有一部分骨骼与软骨和结缔组织直接连接,包括肋椎关节、胸肋关节、肋软骨间关节、肋骨与肋软骨的连接和胸骨间的连接。此外,还有胸壁固有肌和肋间肌,其功能有保护胸腔内的脏器不受伤害,协助运动和支持身体等功能。

胸胁部迸伤,多因外伤或屏气用力提拉托举、搬运重物、扛抬负重时姿势不良、用力不当、旋转扭挫、筋肉过度牵拉而产生损伤,导致胸壁固有肌肉的撕裂伤、痉挛或肋椎关节半脱位,滑膜嵌顿,从而使气机阻滞,经络受阻,壅塞横逆,不通则痛。因此,迸伤多以伤气为主,严重者可由气及血,产生气血两伤。

二、临床表现

患者一般都有明显的外伤史,受伤后即出现一侧胸胁部疼痛、肩背部疼痛,咳嗽或呼吸时疼痛加重,疼痛范围较广而无定处。轻者软组织损伤较少,破裂处虽有少量渗血,但很快即凝结而渐渐吸收,故痰中不带血。较重者由于软组织损伤较重,破裂之处出血往往随着呼吸道分泌物排出,出现咯血或痰中带血。体检胸部常无明显压痛点,呼吸音减弱,其他无阳性所见,X 线片多无异常发现。

临床上属伤气者,痛时走窜不定,局部无明显压痛,呼吸、说话时有牵掣性疼痛,甚者不能平卧,不敢俯仰转侧。由气及血,气血俱伤型者,痛有定处,局部瘀肿,胸中刺痛,胀闷气急,痰中带血,以手护胸。肋椎关节半脱位的患者,其受累关节处可有小范围的压痛。胸壁固有肌群撕裂或痉挛,在相应的肋间隙可见肿胀、压痛、肋间隙稍窄等现象。此外,若胸壁附着肌拉伤、劳损,亦可出现损伤部位的明显肿胀,局部明显压痛。

三、诊断要点

(1)患者一般有明显的外伤史。

(2)受伤后即出现一侧胸胁部疼痛、肩背部疼痛,咳嗽或呼吸时疼痛加重。

(3)伤气型患者常不能明确指出疼痛部位,胸闷不适,隐隐窜痛,或在局部伤处可有小范围的压痛。气血两伤型患者可见损伤部位有青紫瘀斑和肿胀,痛有定处,压痛明显,拒按。

四、针灸治疗

1.毫针法

处方一:主穴后溪;配穴期门、阳陵泉。

操作:取患者健侧后溪穴(如用同侧亦有效),快速进针1~1.5寸,此时患者大多有胀麻等感觉。医师随即用捻转提插手法行针,并嘱患者由小范围逐渐到大范围,由慢渐快地活动患部,使疼痛或牵掣感消失或显著减轻。后留针20 min,留针期间照上法行针2~3次,至胸胁可随意活动或活动较为便利时出针。

处方二:患侧肩井、阳陵泉、列缺、合谷。

操作:先针肩井、阳陵泉、列缺,留针10 min后再刺合谷。均用重提轻插的泻法。每日1次,7次为1疗程。

处方三:鱼际。

操作:病情轻者取患侧,重者取双侧。选用2寸长毫针,使针体与皮肤面之间呈90°角,迅速刺入皮下,直刺0.8寸,得气后施以捻转泻法。在施行手法达到一定刺激量的同时令患者深呼吸,用力咳嗽,左右摆动两臂,以达到行气血、通经络的目的。每次留针15~30 min,每隔数分钟行针1次。每日或隔日1次,5次为1疗程。

2.透刺法

处方:丘墟、照海。

操作:患者仰卧位,嘱其尽量放松,以前后正中线为界,痛偏于左侧者,取右侧丘墟透照海;痛偏于右侧者,取左侧丘墟透照海。常规消毒后,用2寸毫针快速垂直刺入丘墟穴,然后将针尖指向照海穴,缓慢捻转插入1.2~1.5寸,在此深度范围内行提插捻转泻法,相当于把该穴分为天地两部。在手法达一定刺激量时,边行针边让患者由浅到深逐渐加深呼吸,并试着由小幅度到大幅度作双臂外展抬举、扩胸耸肩等动作。若感疼痛明显减轻,再嘱其用力咳嗽。留针30 min,留针期间若复感疼痛,则医患重复上述手法动作,否则每隔10 min行针1次,患者重复上述动作,出针后在患处拔火罐10~15 min。每日1次,5次为1疗程。

3.指压法

处方:太冲。

操作:以病侧太冲穴为主,如当时不见效加用健侧太冲穴。以指代针按压该穴,务求"得气"。病程长者用平补平泻,用力以患者能耐受为度;病程短者用泻法,使患者疼痛立即减轻或消失。

4.小宽针法

处方:局部疼痛点阿是穴。

操作:选准疼痛发生部位的中心点,并局部常规消毒。针具选用长、宽、厚各异的六种不同型号剑形钢针。术者根据患者身体胖瘦、年龄大小、肌肉的厚度不同选择使用。如4号针长10 cm,宽0.3 cm,厚0.16 cm,多用于成人腰背胸部穴位的针刺操作。患者取仰卧位于治疗床上,两手背屈压于后背固定。暴露患部,将选准的中心痛点常规消毒后,医师用左手拇指稳准按压,固定中心部位位置,并嘱患者不要活动,医师右手拇指和示指捏住针体,控制进针深度,小指顶住针柄,以中指和无名指扶住针体,针尖与皮肤呈90°垂直角,直接刺入穴位,深达骨膜上,并沿肋骨方向轻轻划动0.5～1 cm,以划破骨膜为度。然后速用闪火法将玻璃罐扣在针刺的穴位上,约停1 min待穴位出血约1 mL时即起罐,用消毒纱布拭净,并敷消毒纱布按揉穴位1 min,然后沿肋骨方向轻推12次;20天治疗1次,3次为1疗程。

五、推拿治疗

1.宽胸顺气止痛法

操作:让患者仰卧于治疗床上,施术者站其床头前方,先用双手掌着力,反复按摩推揉胸部自上向下7～8遍。再用双手拇指着力,沿任脉、肾经、胃经等经脉,自上向下反复推揉3～5遍,再用双手五指略散开着力,沿肋间隙自中线任脉向两侧反复分推,并边推边向下移动位置,反复3～5遍。再用拇指着力,反复点揉中府、云门、膻中、中脘等穴。再用双手拇指着力,分推膻中穴,分推腹阴阳,各7～8次。再掐揉内关、支沟、点揉大包等穴。本法适用于伤气型胸胁迸伤。

2.理气活血止痛法

操作:让患者仰卧于治疗床上,施术者先用手掌着力,反复按揉胸部受伤之处及其四周5～10 min,手法开始宜轻,逐渐酌情加大用力。再用拇指着力,反复点揉中府、云门、膻中、大包等穴,再拍揉内关、外关、支沟、合谷等穴。然后,让患者翻身俯卧,术者站其床头前方,用双手掌呈八字形分开着力,在患者背部自脊柱中线向两侧呈八字形分推,沿两侧肋间隙边分推边向下移动位置,反复3～5遍。再用双手拿揉肩井穴、大杼穴等。再用拇指着力,点揉风门、肺俞、膈俞、肝俞等穴。最后,按揉两委中穴、承山穴等。本法适用于气血两伤型胸胁迸伤。

3.揉搓按压止痛法

操作:①患者取仰卧位,术者在患者胸胁部充分施以大鱼际揉法,并配合按揉足少阳胆经腧穴。②患者取俯卧位,术者在患者背部膀胱经施用㨰法。③患者俯卧,术者手掌根按于压痛点上,另一手掌根则交叠于其掌背部,以压痛点为中心用力向下按压,如听到有"喀哒"声即可。如无椎旁痛点可寻,常用此法。④患者取坐位,术者在患者背部膀胱经循行部位及双侧胸胁部施以轻快的搓揉手法,从上至下,反复搓揉3～5遍。本法适宜于治疗各种原因引起的胸胁迸伤。

4.平推拍打止痛法

操作:患者正坐,术者先以掌擦法顺肋骨方向平推,顺理肌肉,免除紧张,使其患部肌肉缓松。然后将患者双上肢抬起,屈肘,以双手抱于头部枕后,嘱其深吸气后屏住,尽最大限度挺胸拔背。术者立于患者后侧,双手成空心掌在胸壁上进行拍打10余下,手法可根据疼痛的程度和部位不同或轻或重,或缓或急,一般治疗1次(拍打10余下为治疗1次)便可消除疼痛或症状明显减轻,重者2～3次便可痊愈。

5.弹拨按揉止痛法

操作:①患者取坐位,医师居其侧后,操作时沿背部患侧足太阳膀胱经自上而下用拇指推法推拿,手法轻缓徐徐加重。然后改为掌根推或掌侧擦,以解除肌肉痉挛,顺理筋肉,使患者疼痛减轻。②患者取坐位,医师站其患侧偏前方,以近患者胸前的前臂,从前向后插于患侧腋下。用力将患侧肩部提起,提起后嘱患者用力吸气,用另一手掌根部自上而下地叩击患处,反复数次。③患者坐位,医师站其患侧,一手拇指按揉患侧内关穴,一手弹拨患侧腋下极泉穴,令患者咳嗽、深吸气的同时,双手用力按揉、弹拨,反复数次。④医师双手握住患者患侧的手,由下向内而上地作圆形环转,上旋时令其吸气,落下时令其呼气,连续摇转数次。⑤连续循环数遍后,待患肢肌肉已放松,运动自如时,突然用力把患肢向上提拔。⑥用拇指弹拨压痛点,同时令患者咳嗽,深吸气,弹拨强度要大,可连续数次。⑦患者坐在高低适宜的木椅上,双手扣于项后,医师站其背后,两手从患者腋部伸入其上臂之前,前臂之后,并握住患者前臂下段,同时医师用一侧膝部顶住患处胸椎。嘱患者身体略向前倾,深吸气,医师双手同时作向后上方用力扳动。再搬转肩部左右旋转,在手法操作过程中,常可听到关节移动的弹响声,经上述治疗后,疼痛即可减轻消失,呼吸舒畅。

6.按揉摩擦止痛法

操作:①按揉法,患者仰卧位,术者位于患侧。用拇、示、中指同时分别放置在患侧中府、云门、乳根;再用拇指按揉膻中、日月、章门、大包穴。②摩法,术患体位同前,用手掌放置于患侧胸胁部,施用摩法,反复进行5~8次。③擦法,患者取正坐位,术者站于患侧后方,先用拇指按压患侧胸胁部的疼痛点及肝俞、胆俞穴,使患者有酸胀感,再将五指分开,分别置于肋间隙,且顺沿肋骨向下,施行擦法,反复擦5~8次。④拿法,术患体位同前,用拇指和其他四指拿患侧窝前壁与后壁,反复拿5~8次。⑤一指禅推法,患者取正坐位,术者位于患者身后,用拇指在患侧背部的膀胱经施一指弹推法,反复5~8次。

7.点穴舒筋通络法

操作:①点穴止痛,患者取坐位或俯卧位,术者双手按压双侧内关或阳陵泉,待疼痛缓解后再进行下列治疗手法。②舒筋通络,若损伤在背部,患者取俯卧位,掌揉损伤周围及局部。若损伤在胸部两侧,患者取坐位,医师站于患者身后,两手置于患者腋下,沿胸壁做往返摩擦按推运动。③整复错位,扩胸牵引扳法及胸椎对抗复位法是调整胸椎后关节错位的有效手法。此外,掌按法也是治疗胸椎后关节紊乱的有效手法。患者俯卧,医师立于床边,以两掌根按压于背部正中与偏歪棘突相应的水平上,先嘱患者深吸气,再嘱患者呼气,在患者呼气的同时,医师两手向下按压,促使患者尽量呼气,在患者呼气末,瞬间用力向下按压,听到弹响,即表明复位。复位后症状可明显减轻,甚至完全消失。

第三节　肱二头肌长头腱鞘炎

肱二头肌长头腱鞘炎是因肩臂急、慢性损伤、退变及感受风寒湿邪等,致局部发生炎症、粘连、增厚等病理改变,引起局部疼痛和功能障碍的一种病症,称肱二头肌长头腱鞘炎。

一、病因病理

肱二头肌长头腱起于肩胛盂上结节,向下越过肱骨头,穿过肱骨横韧带和肱二头肌腱鞘的伸展部,藏于结节间沟的骨纤维管内。沟的内侧为肩胛下肌,外侧的上部为冈上肌和喙肱韧带,下部为胸大肌覆盖。关节囊伸入结节间沟,肌腱受滑膜包围。横跨结节间沟的韧带,称肱骨横韧带,肱骨横韧带为肱骨的固有韧带,该韧带有一部分与关节囊愈合。结节间沟与肱骨横韧带围成一纵行管道,管道内有肱二头肌长头腱。肱二头肌长头腱较长,可分为三部分。上部分称关节内部分,由肩胛骨盂上结节至结节间沟上界之间。中间部分称管内部分,走行于结节间沟内,外包裹滑膜鞘。下部分称关节外部分,由结节间沟下界至腱与肌腹的移行部。肱二头肌长头腱的关节内部分和管内部分表面均覆有一层滑膜层,滑膜层在肱二头肌长头腱盂上结节附着处附近与关节囊滑膜层移行。肱骨横韧带对固定肱二头肌长头腱和其他滑膜鞘起着重要的作用。

肩关节的直接外伤或肱二头肌的用力不当,可造成局部充血、水肿。如肩关节脱位或肱骨外科颈骨折,均可导致该肌腱因牵拉、扭转而发生急性损伤。长期从事肩部体力劳动或过度运动,可引起肱二头肌长头腱的慢性劳损,或由急性损伤失治转变而成慢性劳损。肱二头肌长头腱和腱鞘受结节间沟狭窄粗糙面的机械刺激,加剧了肌腱与腱鞘的摩擦,使局部气血淤滞,充血、水肿,使肌腱与鞘膜增厚、纤维管腔变窄、肌腱在管腔内滑动困难而产生症状。甚至局部发生粘连,影响关节的活动功能,从而继发肩关节周围炎。本病的病理变化是肌腱与腱鞘的损伤性炎症,表现为腱鞘充血、水肿、增厚,肌腱变黄、失去光泽、粗糙与纤维化。在肌腱与腱鞘之间,有时发生粘连。

二、临床表现

肩部疼痛,活动时加剧。尤以外展外旋上肢,或伸肩时疼痛更甚。疼痛部位及压痛点,均在肱骨结节间沟处(肩髃穴),休息后症状缓解。本病好发于中年人,急性期主要表现为三角肌保护性痉挛,局部肿胀疼痛,常将上肢内收旋抱于胸前。检查局部可摸到捻发音,本病也可与肩关节周围炎等肩周病并存。

三、诊断要点

(1)病史:有急、慢性损伤和劳损病史,多数呈慢性发病过程。
(2)疼痛:开始表现为肩部疼痛,以后逐渐加重,最终出现肩前或整个肩部疼痛,受凉或劳累后加重,休息或局部热敷后痛减,肩部乏力。
(3)肿胀:在疾病初期,除局部疼痛外,可伴有轻度肿胀。主要为急、慢性损伤性炎症引起的局部充血和水肿所致。
(4)活动受限:肩关节活动受限,尤以上臂外展向后背伸和用力屈肘时明显,有时向三角肌放射。
(5)压痛:肱骨结节间沟处压痛明显,少数患者可触及条索状物。
(6)X线检查:一般无病理体征。退行性变者,可发现骨刺、骨疣等,有助于本病的诊断。
(7)肩关节内旋试验及抗阻力试验阳性。

四、针灸治疗

(一)毫针法
处方:肩髃、肩髎、臂臑、曲泽、合谷。

操作:穴位常规消毒,毫针刺。中等强度刺激,平补平泻,留针 30 min(留针期间也可用 TDP 局部照射),每天 1 次,10 天为 1 疗程。

(二)穴位注射法

处方:结节间沟处。

操作:用 5 mL 注射器,7 号针头,取 1%普鲁卡因 3~4 mL,加醋酸泼尼松 1 mL,确定结节间沟,进针时针头向远侧倾斜与肩前约成 45°角,针尖斜面向下。针头经皮内、皮下及三角肌后在刺穿腱鞘时有制性突破感,即达鞘内。如果注射时阻力很大,一般为刺入肌腱内。此时用手固定针头与注射器连接处,边注射边缓慢向外退出针头,当阻力突然消失,即为注射入鞘内。注射完毕拔出针头后,纱布覆盖针口,拇指沿肌腱纵向深部按摩及横向弹拨 10 min。若症状改善不明显,间隔 7 天再手法及注射 1 次,3 次为 1 疗程,避免短时间内多次重复注射,治疗后在日常生活中避免肩关节过度活动。

五、推拿治疗

1.捏揉点拨舒筋法

操作:让患者坐在治疗凳上,施术者站其伤侧。先用一手握住伤肢腕部提起持定,用另一手着力,反复捏揉肩部及上肢肌肉穴位,在肩井、肩髃、肩贞、肩髎、臂臑、膈会等穴处进行重点捏揉。再用拇指着力,反复点揉抠拨肩髃穴,手法由轻逐渐加大用力。再用一手着力,反复拿揉患侧肩及上肢肌肉、再用摇肩法,反复旋转摇动肩关节,旋转摇动的幅度逐渐加大。最后,用拍打法,反复拍打肩部及上肢四面肌肉 3~5 遍。用以舒筋通络,理气活血而止痛。

2.按摩舒筋法

(1)擦法:患者取坐位,术者站其后外侧,一手托握住患侧上臂并命名其旋外,一手用掌擦法于肿胀处,以温热且有深透感为佳,随后在局部给予热敷。

(2)揉法:患者取坐位,患肢自然下垂,术者站其患侧,一足踩踏在患者所坐的凳上,用膝顶托患臂的腋下,并使患臂架托在术者大腿的前侧,此时患臂已处于旋外部位。随后,医师一手用掌揉法施于肩前缘、肩髃、天府、天泽、曲泽、肱二头肌长腱附着处,另一手托握患者臂肘部作肩关节的旋外活动。

(3)拨法:用拇指指腹在压痛点处拨动,使用拨法时,应垂直于肌腱方向拨动,使该腱如同被动的琴弦一般。

(4)按法:患者坐位,术者站其前外侧,分别按揉天府、曲池、肩髃、肩臂肱二头肌长头腱的附着处。

(5)搓法:患者取坐位,患肢自然放松下垂,术者站于外侧,用搓法从肩向前臂方向移动,反复 3~5 次。

(6)抖法:术者双手握住患侧腕关节,进行幅度小而频率快的抖法,抖动幅度以传至肩部为佳。

3.揉按点穴法

(1)患者正坐,术者站于患侧,一脚踏在凳上,使患肢外展位放于术者大腿,术者一手固定患肢,另一手在患肩部施轻柔缓和的手法 4 min。

（2）患者承上势，术者用拇指细心地触摸到结节间沟和增粗变硬的长头肌腱，并沿其纤维方向作深沉缓和的顺理筋手法 3 min。

（3）患者承上势，术者一手置于肩前，一手放于肩后，双手掌根同时相对用力，揉按肩部 3 min。

（4）取肩贞、肩髎、天宗、曲池穴位，每穴点按 1 min，以酸胀、重、麻得气为度。

（5）绷紧患肩前皮肤后贴消炎止痛膏，用三角巾悬吊制动休息。本法适用于治疗急性期肱二头肌长头腱鞘炎。

4.搓揉舒筋法

（1）急性期：即有肿胀，疼痛剧烈者，应让患者暴露患侧肩关节。术者一手握住上臂下端并使之外旋，另一手在肿胀处施用擦法，擦法毕，局部给予热敷。

（2）慢性发作或急性期后，患者取坐位，患肢自然下垂，术者站在患侧，用滚或掌揉法于肩前缘，另一手握住腕关节，配合肩关节的外展和外旋。然后，术者托住患肢的肘部，并使肩关节处于外展位，另一手用拇指（或示、中）指指腹在压痛点，做按揉法和拨法。接上势，患肢自然放松下垂，术者立其外侧，从肩向前臂方向做患肢的搓法，继上势，术者双手握住患侧的腕关节做上肢抖法，抖动感直至肩部。

5.拔伸抖拉法

（1）患者坐位，术者站其患侧，拿合谷、阳池、阳谷、阴池、小海各半分钟；以中指指端点按天鼎、缺盆、中府等穴。

（2）术者一手握住患者肘部，使其肩关节外展约 40°，前屈 90°；另一手拇指按在肱二头肌肌腱部，其余四指放在肩后，拿揉患者肱二头肌腱处 3～5 min。

（3）术者以拇指与食、中指，捏拿肱二头肌腱，并向上提位。

（4）术者一手拇指放于患者患侧肱骨头后部，四指放其肩顶，另一手握其患侧腕部。先屈曲其肘，然后突然伸直拔伸，向前后外侧 45°方向各拔伸 3 次，拔伸的同时，拇指向前推送肱骨颈的后侧。

（5）用滚法自肩前部至上臂、前臂反复操作 2～3 min。

（6）环转摇动肩关节前、后各 3 周。

（7）用双掌搓揉患侧肩部至肘、腕关节，然后抖拉上肢结束治疗。本法适宜于治疗多种原因导致的肱二头肌长头肌腱腱鞘炎。

第四节　肱骨外上髁炎

肱骨外上髁炎，又称肱骨外上髁症候群、肱桡关节外侧滑囊炎、网球肘等，是肘关节外上髁局限性疼痛，并影响伸腕和前臂旋转功能的慢性劳损性疾病。

本病属中医学"肘痹""肘劳"范畴。

一、病因病理

本病的发生和职业工种有密切的关系,多见于木工、钳工、泥瓦工和网球运动员。当某种职业需要经常用力屈伸肘关节,使前臂反复旋前、旋后的人们,可由于劳损引起肌腱附着点的牵拉、撕裂伤,使局部出现出血、水肿等损伤性炎症反应,进而在损伤肌腱附近发生粘连,以致纤维变性。局部病理改变可表现为桡骨头环状韧带的退行性变性、肱骨外上髁骨膜炎、前臂伸肌总腱深面滑囊炎、滑膜皱襞的过度增生等。中医学认为,此系损伤后瘀血留滞,气血循行不畅,或陈伤瘀血未去,经络不通所致,但气血虚亏、血不养筋常为其内因。

二、临床表现

一般起病缓慢,初起时在劳累后偶感肘外侧疼痛,延久则有加重。疼痛呈持续性酸痛,可放射至前臂、腕部或上臂,在屈肘手部拿重物时疼痛更加严重,但在伸直肘关节提重物时疼痛不明显,疼痛常在肘部受凉时加重。发病后肱骨外上髁部多不红肿,较重时局部有微热,压痛明显,病程长者偶有肌萎缩。

三、诊断要点

(1)本病好于前臂劳动强度较大的工种,多为中年人,右侧多见。

(2)肘部外侧疼痛,疼痛呈持续渐进性发展。在某些方面动作时疼痛加重,如拧衣服、扫地、端壶倒水等活动时。

(3)常因疼痛而使肘腕部活动受限,前臂无力,握力减弱,甚至持物落地。

(4)Mill 征阳性,即前臂稍弯曲,手半握拳,腕尽最掌曲,前臂旋前,再将肘伸直,此时肱骨外上髁处明显疼痛。

(5)X 线片多为阳性,偶有外上髁部钙化斑及轻度骨膜反应。

四、针灸治疗

(一)毫针法

处方一:肩外陵(位于腋外线中点)。

操作:患者坐位,以 28 号 3 寸毫针呈 45°角向内斜刺,用泻法。每周治疗 3 次,每次 30 min,10 min 行针 1 次。5 次为 1 疗程。

处方二:同侧膝阳关,配穴为犊鼻、阳陵泉、足三里。

操作:针刺上述穴位 1.5～2 寸,得气后行提插捻转泻法,留针 20 min。每日 1 次,10 次 1 个疗程。

处方三:曲池穴外 0.5 寸(即肱骨外上髁内缘)为第一主穴,其上、下 0.5 寸处各配 1 穴。

操作:用 28 号 1.5 寸毫针直刺,施提插捻转手法,得气为止。每 10 min 行针 1 次,留针 40 min。每日治疗 1 次,7 次为 1 疗程。

处方四:阿是穴、合谷。

操作:用单手进针法,刺入患侧合谷穴,左右捻转,得气留针。然后将另一支针用提捏进针法慢慢刺入痛点中心处,左右捻转数圈,接着略提针,针身呈斜形,针尖转变方向,向前、后、左、右各提插数次,出针。针刺时针尖要深入骨膜进行提插,隔日治疗1次。

(二)穴位注射法

处方:合谷、曲池、阿是穴。

操作:用醋酸泼尼松25 mg加2%普鲁卡因2 mL作局部痛点和上述穴位注射,6日1次。

(三)穴位埋线法

处方:肱骨外上髁压痛处。

操作:先在肱骨外上髁压痛最明显处作一标记,然后手持无菌血管钳夹住皮内针圆形针身,顺皮肤分布方向快速进针,小角度刺入后,与皮面平行推进,直至针体全部进入皮内,随后用胶布固定,3天更换1次。

(四)头针法

处方:顶颞前斜线中1/3节段。

操作:在施术部位向悬厘穴方向进针约1寸,再向顶颞后斜线方向透刺1针,进针1寸。用提插泻法,反复紧提慢按,直至患部疼痛消失或减轻,留针1 h以上,时间越长越好,每隔10~30 min行针1次。

(五)穴位激光法

处方:局部痛点。

操作:用氦-氖激光器进行照射,波长632.8 cm,可见红光,输出电流15 mA,输出功率30 mW,照射距离50 cm,光斑直径1 cm,照射20 min,每日1次。

(六)灸法

处方一:阿是穴。

操作:用隔药灸,将生川乌、生草乌、生半夏、川椒、乳香、没药、麻黄、生南星、樟脑等用白酒浸泡药酒,施灸前,取生姜切成厚约0.3 cm,用药酒浸泡待用。在疼痛部位最明显处,根据痛处面积的大小,将药姜片1~2块平放于穴处,上置艾炷点燃,每穴连灸3壮,2日1次。

处方二:阿是穴。

操作:用麝香1 g,硫黄20 g,乳香、没药、血竭各10 g制成药锭施灸。先将硫黄于铜勺内熔化,次入乳香、没药、血竭熔化,最后入麝香,全部熔化后,倾注于一平板玻璃上。待冷却后,分成若干小块,装瓶密封备用。治疗时取一黄豆大小药锭置于肱骨外上髁压痛点处,明火点燃,使药锭熔化,略灼伤皮肤,速用一块5 cm×5 cm胶布贴之,1周施术1次。

五、推拿治疗

1.按压弹拨法

操作:术者一手托患肘,拇指压于外上髁部,余指在内下作对抗握持。另一手握患腕,逐渐屈肘,拇指用力按压外上髁前方,然后再伸肘,同时拇指向后下按压,弹拨伸腕肌起点1次,如此反复4次。

2.理筋活络法

操作:在肘外侧部做侧搓,痛点部做指疗及揉捻法,使局部有发热感。然后用指按法点按曲池、外关等穴位,使之"得气",以达到行气活血、舒通经络的作用。医师与患者相对,一助手拿患者上臂,医师一手拿其患侧腕关节(右手拿患者右腕或左手拿患者左腕),另一手拿住肘部痛点,用屈肘摇法旋前及旋后摇晃肘关节5~7次,然后在拔伸下使肘关节屈曲,在旋后位使肘关节突然伸直,以撕破局部粘连。最后在局部用摩法、搓擦法做结束手法。隔日1次,10次为1疗程。

3.揉拨舒筋法

操作:让患者坐于治疗凳上,施术者用一手握住患肢腕部持定,用另一手反复捏揉肘部肌肉,理气活血,舒筋通络。再用拇指点揉抠拨曲池、曲泽、尺泽、肘髎、手三里等穴,并刮动肱骨外上髁和桡骨小头附近的压痛点,手法由轻逐渐加大用力。再用一手握住肘部,另一手握住腕部,反复做伸屈旋摇活动肘关节,各十多次。最后,用拍打法,反复拍打肘及上肢肌肉。

第五节　腱鞘囊肿

腱鞘囊肿是常发生于关节附近的囊性肿物,古称"腕筋结""腕筋瘤"。其多附着于关节囊上或腱鞘内,或与关节腔、腱鞘相通。囊肿可单独存在或几个连在一起,多见于腕、踝关节背侧面,其他如腕关节掌侧,指、趾背面与掌面及腕关节侧面与腘窝等部位亦可发生。

一、病因病理

本病多由局部气血凝滞而成。常与劳损或外伤有关,亦有人认为是局部胶样变性所致。囊肿的外膜为纤维组织,内膜白而光滑,内为白色黏液。有时囊肿与腱鞘或关节腔相通,可能是关节或腱鞘内压力增加,造成关节囊或腱鞘膜向外突出所形成的疝状物。

二、临床表现

腱鞘囊肿患者以青壮年多见,女性多于男性。囊肿局部可见一个凸出体表的半球形或棱形肿块,起病缓慢或偶尔发现,很少有疼痛或轻度痛感,表面光滑,大多数柔软并有囊性感,少数质地硬韧。与皮肤无粘连,周围境界清楚,但肿块基底固定,几乎没有活动。发生于腘窝内的囊肿,直膝时可如鸡蛋大,屈膝时则在深处不易摸清楚。部分腱鞘囊肿可自消,但所需时间较长。

三、诊断要点

(1)可能有轻度外伤史。

(2)以15~30岁女性为多见。

(3)囊肿生长缓慢,呈圆形,触压时紧张、坚韧或软骨样硬,越小越坚硬,不与皮肤粘连。囊肿大小可随关节活动而有变化,如腕背部腱鞘囊肿,当腕掌屈时肿块突出,而背伸时则变化不明显。

(4)无自觉症状,关节活动时有微痛或不适。

(5)穿刺可抽出透明胶状黏液。

四、针灸治疗

(一)毫针法

处方一:囊肿点。

操作:用围刺法,在囊肿周围用普通针灸针穿透囊壁,多用对刺4针,中央1针。进针后,连续施以进退捻转数次,直至出现酸麻胀等针感后出针。拔针后在囊肿处加压,将囊肿内黏液挤出。每日1次,10次为1疗程。

处方二:囊肿中心及四周。

操作:局部消毒,医师持30号毫针沿囊肿边缘等距离进针,针尖要相互接触,针刺角度不超过15°。第5针直刺囊肿中央,针尖须深达囊肿基底部,留针30 min,每隔10 min以轻度手法捻针1次,有针感即可。每日针刺1次。

(二)火针法

处方:囊肿点。

操作:局部常规消毒后,用26号毫针在火焰上烧红,对准部位疾进疾出,在囊肿中央直刺1针,再自前后左右各向中央斜刺1针,深度以刺至囊肿基底部为最佳;然后用消毒干棉球在针孔四周挤压,可见无色或褐色的胶状黏液,液出净后,用消毒干棉球敷盖在囊肿部位上面,加压固定,3日治疗1次。

(三)三棱针法

处方:囊肿最高点。

操作:局部常规消毒,用三棱针从囊肿最高点迅速刺入,刺破肿块后,用力马上加以挤压,囊肿内胶状黏液可随之从刺破的针孔溢出,囊肿即刻见消。随后用消毒后的干棉球放在原囊肿部位,视囊肿大小放1分、2分或5分硬币于棉球上,胶布加压包扎3～5天。

(四)电针法

处方:囊肿点。

操作:囊肿局部皮肤以75%酒精消毒,在囊肿四周扎3～4针,针尖要穿透囊肿壁斜向囊肿基部,其正中部加扎1针至基部。接通治疗仪,用断续波,电流量以患者能忍受为度,留针15 min。针后用酒精棉球加压按摩3 min。每日1次。

(五)指针法

处方:囊肿局部。

操作:用拇指指腹按压在囊肿上,小囊肿用单拇指,大囊肿用双拇指,其余四指握住患者肢体,由小到大均匀加力揉挤,呈螺旋形疏导。当指下感到囊肿较前变软时,便猛加指力,挤压囊肿,至指下有囊肿破溃感受时,再由大到小地均匀减力,并以囊肿中心为圆心,向四周作划圆状揉按疏导70次。

(六)穴位埋线法

处方:囊肿点。

操作:彻底清洁消毒囊肿部位皮肤后,用1‰利多卡因局部麻醉,经皮肤穿入2条00号丝线至囊肿内,两条丝线互成直角,并在皮肤表面打结。如囊肿较大,穿入缝线后可抽吸出内容物,用消毒敷料覆盖囊肿后,用纱布绷带稍加压包扎,一般性囊肿不必加压。一般2周后拆除缝线。

(七)穴位注射法

处方:囊肿局部。

操作:用当归注射液2 mL,泼尼松12.5 mg,加1‰普鲁卡因1 mL,进行局部注射。由囊肿中心向四周分别注入药液,或先将囊肿锤破后再注入药液。

五、推拿治疗

1.按揉挤压法

操作:让患者坐于治疗凳上,或卧于床上。施术者先用一手握住患肢固定,用另一手拇指着力,反复推按捏揉囊肿处及其四周组织,摸清囊肿四周情况,剥离其周围粘连。再将患肢手腕尽量掌屈,以暴露其肿物,用拇指着力,按于囊肿之上,用暴发寸劲猛力挤压囊肿之物,促使囊壁破裂,其胶状内容物流散于下皮下组织中,逐渐吸收。必要时可用双手拇指挤压,挤破之后,应再用力捻揉数次,使其内容物尽量溢出囊皮之外。也可用棉球加压包扎数日,以防复发。

2.指压消肿法

操作:对囊壁薄者,可作指压法。如囊肿在腕背部,将手腕尽量掌屈,使囊肿更为高突和固定。术者用拇指压住囊肿,并加大压力挤破。此时囊肿内黏液冲破囊壁而出,散入皮下,囊肿即不明显,再用按摩手法散冲活血,局部用绷带加压包扎1~2天。

第六节　膝关节骨性关节炎

膝关节骨性关节炎早期多为单侧性发病,通常由于创伤或术后关节长期不适当地外固定所致。双侧发病者,多为年龄较大的男性,妇女多在停经期,因骨的退行性改变而致本病,该病的发生率随年龄的增大而增高,是一种常见的老年人关节病,通过初步的流行病学检查,我国人群中膝关节的骨性关节炎患病率为9.56%,60岁以上者达78.5%。

本病属中医学"骨痹"范畴。

一、病因病理

由于创伤、肥胖等因素导致膝关节软骨、软骨下皮质、关节周围肌肉承受过度的压力;或由于老年性退行性变、骨质疏松等因素,导致关节软骨、软骨下皮质、关节周围肌肉发生异常,从而使膝关节软骨发生变性。软骨基质内糖蛋白丢失使关节表层的软骨软化,在承受压力的部位出现断裂,使软骨表面呈细丝绒状物。以后软骨逐渐片状脱落而使软骨层变薄甚至消失。软骨下的骨质出现微小的骨折、坏死,关节面及周围的骨质增生构成X线上的骨硬化和骨赘及骨囊性变。关节滑膜可因软骨和骨质破坏,代谢物脱落入关节腔而呈现轻度增生性改变,包括滑膜细胞的增生和淋巴细胞的浸润,其程度不如类风湿关节炎明显。严重的骨性关节炎的关节囊壁有纤维化,周围肌腱亦受损。

二、临床表现

本病起病缓慢,症状多出现在 50 岁以后,随年龄增长而发病者增多。膝关节疼痛,并伴有压痛、骨性肥大、骨性摩擦音、少数患者有畸形。关节的疼痛与活动有关,在休息后疼痛可缓解;在关节静止久后再活动,局部出现短暂的僵硬感,持续时间不超过 30 min,活动后消失;病情严重者即使休息时都有关节痛和活动受限。

三、诊断要点

(1)膝关节疼痛,受累关节僵硬时间小于 30 min。
(2)多发生在 50 岁以后的老年人。
(3)有骨摩擦音,伴有压痛。
(4)X 线检查,关节间隙变狭窄,软骨下骨质硬化,关节缘有骨赘形成,软骨下骨质出现囊性变,股骨头呈扁平样改变和关节半脱位。

四、针灸治疗

(一)毫针法
处方:膝眼、梁丘、膝阳关、阳陵泉、足三里、阿是穴。
操作:局部皮肤常规消毒,针刺得气后,施行提插捻转强刺激;操作后留针 15～20 min。每日或隔日 1 次,10 次为 1 疗程。

(二)灸法
处方:足三里、膝眼、阴陵泉、阿是穴。
操作:在患肢找准上述诸穴,将燃着的艾条对准穴位,距离为 2～5 cm,进行回旋灸或雀啄灸,以患者能忍受,局部皮肤潮红为度,每次 15～20 min。每日 1 次,10 次为 1 疗程。

(三)温针法
处方:阳陵泉、阴陵泉、梁丘、阿是穴。
操作:局部皮肤常规消毒后,用 30 号 2 寸毫针,阳陵泉直刺 1.2 寸,阴陵泉直刺入 1.5 寸,梁丘直刺 1.2 寸,阿是穴直刺 1～1.2 寸,施以平补平泻手法,得气后在针柄上插艾条段温灸,留针 20～30 min,隔日 1 次,10 次为 1 疗程。

(四)穴位注射法
处方:膝眼、阳陵泉、足三里、梁丘、阿是穴。
操作:将患肢上述诸穴严格消毒,采用当归或威灵仙注射液,进行穴位注射,针刺得气回抽无血后,推注药液,每穴 0.5～1 mL,隔日 1 次,10 次为 1 疗程。

(五)耳针法
处方:交感、膝、神门、阿是穴。

操作:在耳郭上找准以上诸穴,严格消毒耳郭,快速捻入进针,得气后,行捻转强刺激,留针10～15 min。每日或隔日1次,10次为1疗程。

(六)耳压法

处方:神门、膝、踝、交感、阿是穴。

操作:在耳郭上选准上述诸穴,用莱菔子或王不留行籽按压穴位,每穴按压2～5 min,然后用胶布固定于穴区上。每周贴压2次,10次为1疗程。

五、推拿治疗

1.点按法

操作:先用拇指、示指或中指分别卡握在髌骨关节内外侧间隙处,两力相挤持续1～2 min,然后点按内外膝眼、髌骨下极、鹤顶穴、血海、梁丘及风市穴,对痛点明显者可持续点按2 min、每次20～30 min,每日2次,20次为1疗程。

2.捶击法

操作:双手握空拳在髌骨周围快速捶击50次,速度由慢到快,再由快到慢,要有反弹感。可促进关节积液的吸收。每日操作1次,每次5～10 min,10次为1疗程。

3.拇指推揉法

操作:患者仰卧或坐位,术者立于患膝外侧,一手扶按患肢固定,一手拇指压推揉患腋,沿膝前关节囊、髌韧带、双侧副韧带、腘后关节囊等部位行指压推揉治疗,指力由轻到重,以局部酸胀为度,每次5～10 min,每日1次,10次为1疗程。

4.弹拨肌筋法

操作:患者仰卧或坐位,术者右手拇指与其余4指相对分置于膝外内侧,先把拇指自外向内弹拨捏提膝外侧肌筋数次,再用其余4指由内向外强拨膝内侧肌筋数次,最后术者将右手置于膝后,弹拨腘后肌筋数次。每日1次,每次30～60 min,10次为1疗程。

5.松筋解凝法

操作:患者仰卧于诊断床上,先行拿揉、滚等手法放松患肢肌肉,一助手握患者股骨下端。术者握患足进行对抗牵引,然后在持续牵引下进行患膝屈、伸、内、外旋活动,并重复1～2次,最后以拿揉及叩拍法放松患肢,结束手法治疗。隔日1次,10次为1疗程。

6.捏推髌骨法

操作:患者取坐位,术者双手拇示指相对捏握髌骨,先横向推运,再纵向推运,最后环转推运髌骨,反复数次。每日1次,每次20～30 min,10次为1疗程。

7.关节扳屈法

操作:患者取俯卧位,术者一手扶按患侧腘窝部,另一手握患踝,向后扳屈小腿,逐渐加大膝关节屈曲度,以患者能忍受为限。每次15～20 min,每日1次,10次为1疗程。

8.屈伸法

操作:患者仰卧法,术者一手握住患侧大腿下端向下按压,另一手握住足踝部向上提拉,使膝关节过伸,到最大限度时停留数秒或同时轻微震颤数次,放松后再重复1～2次;患者俯卧位,术者一手放在大腿右侧,另一手握患踝部尽量屈膝关节到最大限度时停留数秒,放松后再重复

1～2次。行上述手法每周2～3次,每次10 min、15 min,10次为1疗程,疗程间隔7天。

9.牵引法

操作:患者俯卧,患肢上踝套,牵引装置的滑轮架安放在床头侧,行屈膝牵引,床头侧摇高,以体重对抗牵引力量。牵引时医师扶按患膝紧贴床面固定,随屈膝度增大,小腿前侧垫枕,以稳定牵引。牵引重量为10～15 kg,牵引时间为20～30 min,每日1次,15次为1疗程。

10.弹拨法

操作:患者俯卧位,患侧大腿下段前方垫枕,使膝前悬空。术者立于患侧,先用拇、中指按压环跳、承扶、殷门、委中、承山、三阴交等穴,然后弹拨腘绳肌和腓肠肌,其中腘绳肌肌腱重点弹拨。每周行手法弹拨2次。每次每膝10～15 min,10次为1疗程。

第七节　踝关节扭伤

踝关节扭伤主要是指踝关节内侧副韧带、外侧副韧带和下胫腓韧带的损伤。一般是骑车、上下楼突然跌倒或道路不平时由于踝关节不稳定而使其过度向内和向外翻转所致。临床分为内翻型和外翻型两种,以前者多见。本病可发生于任何年龄,以青壮年常见。运动员在进行田径、球类和体操等身体训练时,尤易发生此病。此外,踏空、高坠等均可导致踝关节扭伤。

本病属中医学"筋伤"的范畴,是由于经筋损伤,脉络受阻所致。

一、病因病理

踝关节扭伤的主要病因是前外侧的胫腓前韧带、内侧的三角韧带、内外侧副韧带等的损伤。多发生在行走过程中因道路不平或阻碍物不慎跌倒,或空中落地、站立不稳,下楼或下坡时失脚踏空,体育运动中撞跌摔地时,足部突然受到内翻和外翻的暴力所引起。踝关节的扭伤可引起软组织的急性损伤,当其处于跖屈位时,距腓前韧带与胫骨之纵轴走行一致,而且处于紧张状态,故在跖屈位受到内翻暴力时,首先发生距腓前韧带损伤,当踝关节于0°位受到内翻暴力时,可单纯发生跟腓韧带损伤,也可以是继发于距腓前韧带损伤之后,由外力继续作用所导致。距腓后韧带在外踝3组韧带中较为坚强,损伤极少发生,仅于踝关节极度背屈位而又受到内翻暴力时,才会损伤。外翻断裂时则合并有多踝或腓骨下端骨折,并可同时有下胫腓韧带损伤。

二、临床表现

踝关节扭伤之后踝部立即出现肿胀疼痛,不能走路或可勉强行走。伤后2～3天局部即可出现紫瘀血斑。内扭损伤时,多在外踝前下方肿胀,压痛明显。若将足作内翻动作时,则外踝前下方发生剧痛。外翻扭伤时,在内踝前下方肿胀,压痛明显。若将足作外翻动作时,则内踝前下方发生剧痛。轻者韧带受到过度的牵引而引起损伤反应;重者则引起完全或不完全的韧带断裂及关节脱位,若不及时处理或处理不当时,局部渗出液与瘀血积聚,造成损伤组织愈合不良或结缔组织过度增生,以上因素均可导致局部的粘连、关节不稳和其他继发性病理变化。

三、诊断要点

(1)有明显的受伤史即踝关节扭伤史。受伤之后有局部肿胀、骤然疼痛和紫瘀血斑,且行路时疼痛加剧。

(2)受伤后行走不利,伤足不敢用力着地,踝关节活动时损伤部位疼痛而致关节活动受限,患者跛行甚至完全不能行走。

(3)局部有明显压痛感。

(4)做与受伤姿势相同的内翻或外翻位 X 线检查,一侧韧带撕裂显示患侧关节间隙增宽;下胫腓韧带断裂,则显示内、外踝间距增宽。

四、针灸治疗

(一)毫针法

处方一:丘墟透照海。

操作:使患足处于稍内翻位,于患足进针处常规消毒,毫针从丘墟刺入,针尖指向照海,缓慢提插进针,以患者有强烈的酸麻胀痛感为度。当在照海处可隐约摸到针尖,但针尖仍处于皮下时,即停止进针。于针柄处置艾条施温针灸法,换灸 2 次,每日或隔日 1 次。治疗 10 次左右即可。

处方二:健侧外关。

操作:以 1.5 寸毫针,快速刺入皮下,进针至 0.5～1 寸,患者得气后行平补平泻手法,强度以患者能耐受为度。留针过程中行针 2～3 次,并让患者自行做旋转踝关节的动作。每日或隔日治疗。

处方二:中渚、阳池。

操作:取患侧中渚穴与阳池穴,于常规消毒后快速进针直达皮下,待患者产生酸胀感后留针 20 min,留针期间辅以自行揉按,活动患部的动作。

处方四:大陵、内庭、侠溪、阿是穴。

操作:取健侧大陵、内庭、侠溪及疼痛局部,以 1.5 寸毫针快速刺入皮下,至 0.5～1 寸停针,有酸麻胀重等针感时即行平补平泻法,以患者能耐受为度,留针 20～30 min,行针期间嘱咐患者以踝关节旋转运动相配合。

处方五:第二掌骨桡侧末端"足端踝穴"。

操作:患者取坐位,将与病足同侧的手握空拳,放松肌肉,将虎口朝上,取足踝穴常规消毒后,垂直刺入 0.6～0.8 寸,并同时活动踝关节。

处方六:神门、阳谷、阿是穴。

操作:仰掌取神门,屈腕取阳谷,均取患处对侧穴位。常规消毒,以 1 寸毫针快速刺入穴位。针神门时,以神门透大陵,针尖指向大陵;针阳谷时,以阳谷透阳池,针尖向阳池方向斜刺。阿是穴采取平补平泻手法。提插捻针,得气后留针,并令患者做跳跃动作,以增强疗效。

处方七:阳池、阿是穴。

操作:取患者同侧阳池穴及局部阿是穴,常规消毒后快速进针,得气后留针,患者可配合自我按摩,使扭伤局部血液循环改善,瘀血消散,则疼痛自除。

处方八:冲阳、足三里、八风穴、阿是穴。

操作:取患侧八风穴,配合冲阳,得气后留针 30 min,阿是穴行平补平泻法。

处方九:同侧腕关节对应点。

操作:常规消毒后,斜刺进针,得气后反复刮针柄,并活动受伤关节。

(二)耳针法

处方:踝、膝、神门、皮质下、肾上腺耳穴。

操作:外踝扭伤加健侧腕骨,骨踝扭伤加患侧阳溪透太渊。瘀血肿痛者加耳尖穴,筋伤重者配肝,内伤者配脾。严格消毒后,以速刺法垂直刺入皮下 0.2～0.3 寸,以局部产生胀感、耳郭渐有热感为度,同时令患者活动扭伤的踝部、并逐步增大活动幅度。出针后,可由耳尖放血数滴,以增强治疗效果。

五、推拿治疗

1.摇按捋顺理筋法

操作:踝关节扭伤时,令患者侧卧,使伤膝在上,助手以双手握住患者伤侧小腿下端,固定伤膝。医师双手相对,拇指在上握住足部,作踝关节摇法,然后徐徐使足跖屈内翻,在牵引下将足背屈、外翻,同时双手拇指向下按压,最后以手拇指在韧带损伤处作捋顺法。亦可使患者取端坐位,医师以一手握住患足背部,在踝关节轻度内翻姿势下,进行持续性牵引,同时以另一手拇指和示指顺肌腱走向进行按摩,并喷白酒于伤侧足部。停止按摩后,在继续牵引的情况下,将踝关节内翻,尽力跖屈。施行此理筋手法时,对单纯韧带扭伤或韧带部分撕裂者可进行手法理筋,瘀肿严重者,手法宜轻。

2.理筋顺筋止痛法

操作:让患者仰卧于治疗床上,施术者用一手握住患者足前部固定,另一手着力,反复捏揉按摩踝部损伤之处及其周围软组织等,用以活血理气顺筋通络,手法宜轻柔而不可用力过猛,以免增加出血和渗出,并向四周散其气血,理筋顺筋。若属外踝损伤,则应反复点揉外踝损伤之处及其周围软组织;若属内踝损伤,则应反复点揉内踝损伤之处及其周围软组织。然后,用一手握住踝上部,另一手握住足前部,双手协同用力,反复做踝关节的跖屈背伸活动,再反复做踝关节的向内旋转摇踝活动和向外旋转摇踝活动,各反复十余次,以促使其恢复活动功能。

3.推揉疏筋法

操作:推拿的原则是以解除肌肉的紧张痉挛,消散瘀血,去除粘连,活动关节为主。首先以拇指行推法和掖法,对小腿各肌群逐一施行推拿的侧重。在有明显压痛和瘀血聚结的地方,用拇指指尖轻推,行指揉及拔络法,以患者有痛感为度。在受伤部位行揉、滚手法的同时,另一手握住患足前部并摇动关节,通过疏理经筋的方法而使其断离的软组织得以复位。

第八节 跟 骨 痛

跟痛症是跟部周围由急性或慢性损伤引起的一系列疼痛性疾病的总称,以跟部跖侧的疼痛为主,常伴有跟骨骨刺。足内在肌张力失常、跟骨内压增高或局部炎症、跟骨关节部损伤、骨质增生等,均可导致足跟痛。此病多发生于 40～60 岁的中、老年人,妇女及肥胖的男性尤为多见。临床可分为跟后痛、跟下痛、跟痛病 3 类。机体素质机能的下降、长期慢性的劳损以及某些持久的站立、行走的刺激,均可导致跟骨周围的痛证。也有并无明显外伤史而逐渐发生的足跟疼痛。

一、病因病理

本病的发生可由急性损伤或慢性劳损所引起,认为与跟垫的退变有关。急性者如行走时足跟部突然踩着硬物,或下楼时用力过猛、足跟着地等,都可引起损伤。踝部皮肤是人体最厚的皮肤,皮下脂肪致密、发达,且与跟骨之间有滑液囊存在。中、老年人,特别是形盛而体衰者,肝肾不足,筋骨衰弱,尤其容易由于足跟负重过大而出现跟痛。经常长途跋涉,跟下软组织遭受反复挤压性损伤;跖腱膜长期、持续地受到牵拉,在跟骨结节附着处发生慢性损伤等,均可引起跟痛。此外,病程日久,可在跟骨结节部的前缘产生骨质增生,即跟骨刺,当承重走路时,跟骨结节滑囊及跟部脂肪垫因受骨刺的挤压与刺激,发生滑囊炎及跟骨脂肪垫变性,引起疼痛。在此过程中,跟垫中胶原纤维水分含量和可塑性纤维组织减少。另外,类风湿、跟骨结核、青少年或儿童因跟骨骨骺炎等,均可产生跟痛症。

二、临床表现

急性损伤者,表现为足跟着力部急性疼痛,不敢走路,尤其畏行凸凹不平的道路。慢性者起病缓慢,可有数月或几年的病史。早晨起床后立时疼痛加重,行走片刻后疼痛减轻,但行走过久或晚间疼痛又加重。多数为一定发病,偶有两侧足跟皆痛者。局部无红肿,在跟骨跖面的跟骨结节处有压痛,如骨刺较大者,可触及骨性隆起。

三、诊断要点

(1)少数患者有扁平足的病史。

(2)急性损伤局部微肿,压痛明显,且走路时因鞋的摩擦而使疼痛加重。

(3)表面皮肤增厚,皮肤微红,足尖着地无力。

(4)慢性损伤局部检查不红不肿,但有压痛或骨性隆起。

(5)X 线检查可显示跟骨结节上缘或下缘有刺状骨质增生形成。

四、针灸治疗

(一)毫针法

处方一:昆仑、仆参、太溪、水泉。

操作:常规消毒后取 1.5～2 寸毫针直刺以上各穴,行平补平泻手法,以足跟部有酸、麻、胀、重等针感为度,每次留针 20 min。每日 1 次,10 次为 1 疗程。

处方二:三阴交、阿是穴。

操作:对于虚证的患者在三阴交及疼痛局部行平补手法后留针 30 min,再隔姜灸 7 壮,加刺太溪穴。实证患者则在三阴交及疼痛局部行平泻手法,不留针,加刺太冲穴。同时以陈醋湿热敷足跟部,效果更好。隔日 1 次,2 次为 1 疗程。

处方三:太溪、大陵、水泉、阿是穴。

操作:患者取坐位,穴位常规消毒后,以 1 寸毫针直刺大陵穴,行提插捻转手法,以针下有抵触感为度。以相同手法针刺其他各穴以及疼痛局部,每次留针 25 min。

处方四:下关、大陵、三阴交、阿是穴。

操作:患者仰卧或者垂足,在疼痛范围内上下揉按以寻找敏感点。局部常规消毒后直刺,以局部产生麻胀感为度,行平补平泻手法,可同时震动患侧足跟,使针感放射到足跟部为宜。行针至足跟有热感即可。留针 30 min,每 10 min 行针 1 次。每日或隔日治疗 1 次,5 次为 1 疗程。

(二)穴位注射法

处方:阿是穴。

操作:本法适用于足跟疼痛较重者,以泼尼松混悬液 0.5 mL,加普鲁卡因 3 mL,在严格无菌操作下行痛点封闭,封闭后休息 1～2 天,一般治疗 1 次即可取得较好疗效。

(三)灸法

处方:阿是穴。

操作:在跟部取阿是穴,涂少许活血酒。各置一含少量麝香、雄黄、冰片的小艾炷,用药线点燃,待患者感到有灼热时急用木片压灭,使患者自觉热气内攻。若无此感觉可连用 2～3 次。对于病程长者,少顷便加用悬灸,对跟部及周围进行广泛温和灸 5～10 min。嘱患者着软底鞋,勿久行负重,3～7 次症状可消失。

五、推拿治疗

1.按揉理筋法

操作:作理筋手法时,应遵循治疗力度先轻后重,活动范围由小渐大,活动速度由慢到快的原则,选用具有通经活络、行气活血、补肾壮骨等作用的轻柔手法,以解除其由于局部瘀血凝滞、脉络不通、气血不行而导致的疼痛,亦可在痛点及其周围作按摩、推揉手法,以温运气血而减轻疼痛。

2.捏揉抠拨捏拿法

操作:让患者俯卧于治疗床上,施术者先用一手着力,反复捏揉小腿后侧肌肉,从跟腱经承山至委中穴,反复 3～5 遍。再用拇指着力,反复抠拨弹拨昆仑、太溪等穴,并从跟腱抠拨捏拿至跟骨结节处,反复3～5遍。治跟后滑囊炎有效。

3.理筋分筋法

操作:令患者取坐位或卧位,屈膝90°,医师一手握住患足做背屈固定,使跟腱处于紧张状态,另一手按摩患者小腿至皮肤潮红,然后以理筋、分筋等手法施于小腿前侧、足跟部及痛点3～5 min,取足三里、太溪、昆仑、阳陵泉、绝骨、申脉、解溪等穴,分别以拇指按压,施强刺激2～3 min,重点按压刺激患部压痛点,再以叩诊锤叩跟骨压痛点3～5次,轻推、摩揉小腿及跟部,以缓解肌痉挛及足跟部疼痛,最后用力向外旋转膝踝关节,并牵伸小腿,每2～3天1次,5次为1疗程。

4.指刮舒筋通络法

操作:让患者俯卧于治疗床上,施术者用拇指尖着力,摸准滑囊疼痛之处,反复进行刮动,如刮动跟后滑疼痛处,或刮动跟下滑囊疼痛处。对治疗跟后滑囊炎和跟骨结节下滑囊炎有效。

5.捶击疏经止痛法

操作:让患者俯卧于治疗床上,施术者先用一手握住患肢踝关节固定,用另一手握住小锤(铁锤、木槌或卵圆石均可),对准其足跟疼痛的滑囊结节,反复进行捶击,至其滑囊被击破吸收,则其疼痛消失。对治疗跟骨结节下滑囊炎有效。

第七章　针灸推拿康复技术

第一节　脑　卒　中

脑卒中是脑中风的学名,是一种突然起病的脑血液循环障碍性疾病,又叫脑血管意外。其中缺血性脑卒中又称为脑梗死,包括脑血栓形成、脑栓塞和腔隙性脑梗死等。出血性脑卒中包括脑出血和蛛网膜下腔出血。

由于脑损害的部位、范围和性质不同,脑卒中发病后的表现不尽相同,多见一侧上下肢瘫痪无力,肌肤不仁,口眼歪斜,时流口水,面色萎黄,舌强语謇。久之,则肢体逐渐痉挛僵硬,拘急不张,甚则肢体出现失用性强直、挛缩,进而导致肢体畸形和功能丧失等。可分为运动功能障碍、感觉功能障碍、言语功能障碍、认知障碍、心理障碍以及各种并发症,其中运动功能障碍以偏瘫最为常见。

传统医学认为本病的发生,主要因素在于患者平素气血亏虚,心、肝、肾三脏阴阳失调,兼之忧思恼怒,或饮酒饱食,或房室劳累,或外邪侵袭等因素,以致气血运行受阻,经脉痹阻,失于濡养;或阴亏于下,肝阳暴涨,阳化风动,血随气逆,夹痰夹火,横窜经络,蒙蔽清窍而猝然仆倒,半身不遂。

传统康复疗法主要以针灸、推拿、中药和传统运动疗法等为手段,从而减轻结构功能缺损(残损)程度,在促进患者的整体康复方面发挥重要作用。

一、康复评定

(一)现代康复评定方法

1.整体评定内容

(1)全身状态的评定:包括患者的全身状态、年龄、并发症、主要脏器的功能状态和既往史等。

(2)功能状态的评定:包括意识、智能、言语障碍、神经损害程度及肢体伤残程度等。

(3)心理状态的评定:包括抑郁症、焦虑状态和患者个性等。

(4)患者本身素质及所处环境条件的评定:包括患者爱好、职业、所受教育、经济条件、家庭环境、患者与家属的关系等。

(5)其他:对其丧失功能的自然恢复情况进行预测。

2.具体康复评定

脑卒中康复评定是脑卒中康复的重要内容和前提,它对康复治疗目标和康复治疗效果起着决定作用,且有利于评估其预后。原则上,在脑卒中早期就应进行评定,之后应定期评定。康复评定涉及的内容包括有脑损害严重程度、脑卒中的功能障碍、言语功能、认知障碍、感觉、心理、步态分析、日常生活活动能力等评定。

(二)传统康复辨证

1.病因病机

中医认为本病的发生多因肝肾阴虚,肝阳偏亢,肝风内动为其根本,当风阳暴涨之际,夹气、血、痰、火,上升于巅,闭塞清窍,以致猝然昏迷,横窜经络,气血瘀阻,形成脑卒中。

2.辨证分型

临床上常将本病分为中脏腑与中经络两大类。中脏腑者,病位较深,病情较重,主要表现为神志不清,半身不遂,并且常有先兆及后遗症状出现。中经络者,病位较浅,病情较轻,一般无神志改变,仅表现为口眼歪斜、语言不利、半身不遂。具体证型如下。

(1)风痰入络:肌肤不仁,手足麻木,突然发生口眼歪斜,语言不利,口角流涎,舌强语謇,甚则半身不遂,或兼见手足拘挛,关节酸痛等症,舌苔薄白,脉浮数。

(2)阴虚风动:平素头晕耳鸣,腰酸,突然发生口眼歪斜,言语不利,甚或半身不遂,舌红苔腻,脉弦细数。

(3)气虚血瘀:半身不遂,肢软无力,或见肢体麻木,患侧手足水肿,语言謇涩,口眼歪斜,面色萎黄,或黯淡无华,舌色淡紫有瘀斑瘀点,苔白,脉细涩无力。

(4)风阳上扰:平素头晕头痛,耳鸣目眩,突然发生口眼歪斜,舌强语謇,或手足重滞,甚则半身不遂等症,舌红苔黄,脉弦。

二、康复策略

(一)目标

脑卒中康复目标是采用一切有效的措施预防脑卒中后可能发生的残疾和并发症(如压疮、泌尿道感染、深静脉血栓形成等),改善受损的功能(如运动、语言、感觉、认知等),提高患者的日常活动能力和适应社会生活的能力。

(二)治疗原则

(1)只要患者神志清楚,生命体征平稳,病情不再发展,48小时后即可进行康复治疗。

(2)康复治疗注意循序渐进,需脑卒中患者的主动参与及家属的配合,并与日常生活和健康教育相结合。

(3)采用综合康复治疗,包括物理因子治疗、运动治疗、作业治疗、言语治疗、心理治疗、传统康复治疗和康复工程等。

(4)康复与治疗并进。脑卒中的特点是障碍与疾病共存,故康复应与治疗同时进行,并给予全面的监护与治疗。

(5)重建正常运动模式。在急性期,康复运动主要是抑制异常的原始反射活动(如良好姿位摆放等),重建正常运动模式;其次才是加强肌力的训练。脑卒中康复是一个改变"质"的训练,旨在建立患者的主动运动,保护患者,防止并发症的发生。

(6)重视心理因素。严密观察脑卒中患者有无抑郁、焦虑情绪,它们会严重影响康复治疗的进行和效果。

(7)预防复发,即做好二级预防工作,控制危险因素。

(8)根据患者功能障碍的具体情况,采取合理的药物治疗和必要的手术治疗。

(9)坚持不懈,康复是一个持续的过程,重视社区及家庭康复。

偏瘫恢复的不同阶段治疗方法不同。软瘫时以提高患侧肌张力、促进随意运动产生为主要治疗原则;痉挛时要注意降低肌张力,而在本阶段不恰当的针刺治疗易引起肌张力增高,故应特别注意。

三、康复治疗方法

脑卒中的传统康复疗法包括针灸、推拿、中药内服、中药熏洗和气功疗法等,既可单独使用,也可联合应用。多种康复疗法的综合应用,可以优势互补、提高疗效。药物与针灸结合是最常用的康复疗法,体针和头针结合也得到了普遍认可。推拿疗法在改善痉挛状态方面有独特的优势。在康复过程中应特别重视针灸对肌张力的影响。故传统康复技术与现代康复技术的配合应用,可提高脑卒中康复治疗的有效率。

(一)推拿治疗

以舒筋通络、行气活血为原则,病程长者须辅以补益气血、扶正固本。重点选取手、足阳明经脉及腧穴。推拿对于抑制痉挛、缓解疼痛、防止关节挛缩、促进随意运动恢复都有良好作用。

在偏瘫的不同阶段,应采用不同的推拿手法。如在偏瘫弛缓期,多采用兴奋性手法提高患肢肌张力,促使随意运动恢复。可在肢体上进行攘、揉、捏、拿、搓、点、拍等手法。痉挛期,则多采用抑制性手法控制痉挛,一般用较缓和的手法,如揉、摩、捏、拿、攘、擦手法,治疗时间宜长,使痉挛肌群松弛。但不恰当的手法可能会增强肌张力,进一步限制肢体功能的恢复,须特别注意。操作方法如下。

(1)患者取俯卧位(若不能俯卧或较久俯卧者可改为侧卧位,患侧在上),医师立于患侧。从肩部起施以掌根按揉法,自肩后、上背,经竖脊肌而下至腰骶部,上下往返多次按背腰部肌肉。在按压背俞穴基础上,重点按压膈俞、肝俞、三焦俞、肾俞等及督脉大椎、筋缩、腰阳关等穴,约5 min。

(2)继以上体位,在患侧臀部施掌根按揉法和按压环跳等穴相结合,并配合做髋关节内、外旋转的被动运动。按压承扶、殷门、委中、承山诸穴;掌根按揉股后、腘窝,小腿后屈肌群;重点是拿、捻跟腱并配合踝关节背伸的被动运动,总共约5～6 min。

(3)患者仰卧位,医师立于患侧。先掌根按揉三角肌,指揉肩三穴,拿三角肌、肱二头肌、肱三头肌,以肱三头肌为主,并配合肩关节外展、外旋、内旋、内收、前屈等被动运动。继而指揉曲池、手三里,拿前臂桡侧肌群和前臂尺侧肌群,配合肘关节屈伸的被动运动;再指揉外关、阳池,拿合谷,按揉大、小鱼际肌,指揉掌侧骨间肌和背侧骨间肌,配合腕关节屈伸、尺偏、桡偏的被动运动;捻、摇诸掌指、指间关节,总共约5 min。

(4)继以上体位,先在股前、外、内三侧分别施掌根按揉法,按压髀关、伏兔、风市、血海诸穴,拿股四头肌,拿股后肌群,拿股内收肌群,并配合髋关节屈伸和环转的被动运动。以掌根按揉股骨,指揉内外膝眼、阳陵泉、足三里、绝骨、太溪、昆仑诸穴,拿小腿腓肠肌,配合膝关节屈伸的被动运动。再指揉解溪、涌泉及诸骨间肌,抹、捻诸足趾,并配合踝关节及诸足趾的摇法,共5~6 min。

(5)继以上体位,抹前额,扫散两侧颞部,按揉百会、四神聪,拿风池结束治疗。

(二)针灸治疗

以疏通经络、调畅气血、醒脑开窍为原则,可选用体针或头皮针法。

1.体针法

(1)对中风脑出血闭证,以取督脉、十二井穴为主,用毫针泻法及三棱针点刺井穴出血。口眼歪斜者,初起单取患侧,久病取双侧,先针后灸,选地仓、颊车、合谷、内庭、承泣、阳白、攒竹等穴。半身不遂者初病可单刺患侧,久病则刺灸双侧,初病宜泻,久病宜补,选肩髃、曲池、合谷、外关、环跳、阳陵泉、足三里。

(2)阳闭痰热盛者选穴:水沟、十二井、风池、劳宫、太冲、丰隆,十二井穴点刺放血,其他穴针用泻法,不留针。

(3)阴闭痰涎壅盛者选穴:丰隆、内关、三阴交、水沟,针用泻法,每日1次,留针10 min。

(4)中风并发高热、血压较高者选穴:十宣、大椎、曲池,十宣点刺放血,其他穴针用泻法,每日1次,不留针。

(5)血压较高者选穴:曲池、三阴交、太冲、风池、足三里、百会,针用泻法,每日1次,留针10~20 min。

(6)语言不利者选穴:哑门、廉泉、通里、照海,强刺激,每日1次,不留针。

(7)口眼歪斜者选穴:翳风、地仓、颊车、合谷、牵正、攒竹、太冲,强刺激,每日1次,留针20~30 min。

(8)醒脑开窍法。

主穴:双侧内关、人中、患侧三阴交。

副穴:患肢极泉、尺泽、委中。

配穴:根据合并症的不同,配以不同的穴位。吞咽障碍配双侧风池、翳风、完骨;眩晕配天柱等。

操作:①主穴,先针刺内关,直刺0.5~1寸,采用提插捻转结合的手法,施手法1 min,继刺人中,向鼻中隔方向斜刺0.3~0.5寸,采用雀啄手法,以流泪或眼球湿润为度,再刺三阴交,沿胫前内侧缘与皮肤呈45°角斜刺,进针0.5~1寸,采用提插针法。针感传到足趾,下肢出现不能自控的运动,以患肢抽动三次为度。②副穴,极泉穴,原穴沿经下移2寸的心经上取穴,避开腋毛,术者用手固定患侧肘关节,使其外展,直刺0.5~0.8寸,用提插泻法,患者有麻胀并抽动的感觉,以患肢抽动3次为度。尺泽穴取法应屈肘,术者用手托住患侧腕关节,直刺0.5~0.8寸,行提插泻法,针感从肘关节传到手指或手动外旋,以手动3次为度。委中穴,仰卧位抬起患侧下肢取穴,医师用左手握住患者踝关节,医师肘部顶住患肢膝关节,刺入穴位后,针尖向外15°,进针1.0~1.5寸,用提插泻法,以下肢抽动3次为度。印堂穴向鼻根方向进针0.5寸,同样用雀啄泻法,最好能达到两眼流泪或湿润,但不强求;后用3寸毫针上星透百会,高频率(>120转/min)

捻针,有明显酸胀感时留针;双内关穴同时用捻转泻法行针 1 min。每周 3 次。

治疗时可结合偏瘫不同时期的特点采用不同的治疗方法。如在偏瘫出现联合反应之前,采用巨刺法,即针刺健侧;出现联合反应但尚无自主运动时,采用针刺双侧的方法;当患肢出现自主运动之后,则采用针刺患侧。巨刺法可促进联合反应和自主运动的出现。但有些脑卒中患者病变范围较广,巨刺法虽可诱发出联合反应,然而促使其出现明显的自主运动仍然比较困难。

2.头皮针法

选择焦氏头针,按临床体征选瘫痪对侧的刺激区。运动功能障碍选运动区,感觉障碍选感觉区,下肢感觉运动功能障碍选用足运感区,肌张力障碍选舞蹈震颤控制区,运动性失语选言语一区,命名性失语选言语二区,感觉性失语选言语三区,完全性失语取言语一至三区,失用症选运用区,小脑性平衡障碍选平衡区。

操作方法:消毒,针与头皮呈 30°角斜刺,快速刺入头皮下推进至帽状腱膜下层,待指下感到不松不紧而有吸针感时,可行持续快速捻转 2～3 min,留针 30 min 或数小时,期间捻转 2～3 次。行针及留针时嘱患者活动患侧肢体(重症患者可做被动活动)有助于提高疗效。急性期每日 1 次,10 次为 1 个疗程,恢复期和后遗症期每日或隔日 1 次,5～7 次为 1 个疗程,中间休息 5～7 日再进行下一疗程。

不管是体针还是头针治疗,均可加用电针以提高疗效,但须注意选择电针参数。一般软瘫可选断续波,电流刺激后可见肌肉出现规律性收缩为度。痉挛期选密波,电流强度以患者耐受且肢体有细微颤动为度。通电时间以面部 10～20 min,其他部位 20～30 min 为宜。灸法、皮肤针法、拔罐疗法等也可用于偏瘫治疗,但临床上应用相对较少。

(三)传统运动疗法

中风先兆或症状较轻者,可选择练习八段锦、易筋经、五禽戏等功法。通过躯体活动促进气血的运行,调畅气机,舒缓病后抑郁情绪。运动量可根据个人具体情况而定,一般每次练习 20～30 min,每日 1～2 次,30 日为 1 个疗程。

(四)其他传统康复疗法

其他传统康复疗法包括中药疗法、刮痧疗法等。

1.中药疗法

包括中药内服、中药外治和中医养生保健等方法。

(1)中药内服:络脉空虚,风邪入中,选用大秦艽汤加减;肝肾阴虚,风阳上扰,选用镇肝息风汤加减;气虚血瘀,脉络瘀阻,可选补阳还五汤加减;肝阳上亢,痰火阻络,选用天麻钩藤饮加减;邪壅经络,选用羌活胜湿汤加减;痰火阻络,选用涤痰汤加减;肝风内动,选用四物汤合芍药甘草汤加减;气血两虚,选用八珍汤加减;风痰阻络,选用解语汤;也可选用大活络丸、人参再造丸、消栓再造丸、华佗再造丸、脑络通胶囊和银杏叶片等中成药。

(2)中药外治:①中药熏洗经验方。制川乌、制草乌、麻黄、桂枝、海桐皮各 15 g,泽兰、伸筋草、艾叶、透骨草、牛膝、鸡血藤、千年健各 30 g,大黄粉(后下)20 g,生姜 60 g,芒硝 90 g,肉桂 6 g。将上方约加水 3000 mL 煎成 500 mL 药液兑入浴缸中进行药浴,或放入熏蒸床局部熏蒸,水温应保持在 42℃左右。②中药热敷法。取"温经散寒洗剂"(每 1000 mL 药液中含千年健、川芎、红花、当归、桂枝各 100 g,乳香、没药、苏木各 60 g)适量,用清水稀释 3 倍后,放入毛巾煮沸。

待湿毛巾温度下降到 41～43℃时,将其敷于患侧肢体,外包裹塑料薄膜保温,10 min 后更换 1 次毛巾(治疗后配合被动运动疗效更佳)。每日 1 次,20 次为 1 个疗程。

(3)中医养生保健:①药补。可选服一些有助降压、降脂及提高机体免疫功能的中药和中成药,如山楂、枸杞子、冬虫夏草等。中成药有杞菊地黄丸、六味地黄丸、华佗再造丸等。②食补。新鲜蔬菜、水果、豆制品、萝卜、海带及含丰富蛋白质的鸡、鸭、鱼类等。③生活起居。注意劳逸结合,起居要有规律,要保证有效地休息和充足的睡眠,保持心情舒畅,情绪稳定,要顺应气候变化,注意冷暖变化而随时更衣。

2.刮痧疗法

患者取坐位或侧卧位。医师以中等力度刮头部整个区域,即从前发际刮至后发际,从中间至两侧,5～10 min;项背部、上肢部、下肢部涂上刮痧介质,项背部刮风池至肩井穴区域,上肢部刮肩髃、曲池、手三里、外关至合谷穴,下肢部刮环跳至阳陵泉、足三里、解溪、太冲穴,刮痧力度适中,刮至局部潮红为度。每日刮治 1 次,20 次为 1 个疗程。

四、注意事项

(1)推拿操作时力量应由轻到重,强度过大或时间过长的手法有加重肌肉萎缩的危险。在软瘫期,做肩关节活动时,活动幅度不宜过大,手法应柔和,以免发生肩关节半脱位。对于肌张力高的肢体切忌强拉硬扳,以免引起损伤、骨折或骨化性肌炎。

(2)针刺治疗时应注意观察患者肌张力的变化。如果发现肌痉挛加重,应调整治疗方法或停止针刺。对于体质瘦弱者,针刺手法不宜过强。针刺眼区、项部的风府等穴及脊柱部的腧穴,要掌握一定的角度,不宜大幅度的提插、捻转和长时间留针,以免伤及重要组织器官;胸胁腰背部腧穴,不宜深刺、直刺。电针时电流调节应逐渐从小到大,不可突然增强,以免造成弯针、折针、晕针等情况。应避免电针电流回路经过心脏。安装心脏起搏器者禁用电针。

(3)灸法操作时应防止因感觉障碍而造成皮肤的烧烫伤。

第二节　面　神　经　炎

面神经炎又称特发性面神经麻痹。常见病因多由病毒感染、面部受凉、神经源性病变、物理性损伤或中毒等引起一侧或者双侧耳后乳突孔内急性非化脓性发炎,受损的面神经为周围性,故在此以"周围性面神经麻痹"作重点介绍。本病以口眼歪斜为主要特点,常在睡眠醒来时发现一侧面部肌肉麻木、瘫痪,额纹消失,眼裂变大,露睛流泪,鼻唇沟变浅,口角下垂歪向健侧,病侧不能皱眉、蹙额、闭目、露齿、鼓颊。部分患者初起时有耳后疼痛,还可出现患侧舌前 2/3 味觉减退或消失,听觉过敏等症。病程迁延日久,可因瘫痪肌肉出现挛缩,口角反牵向患侧,甚则出现面肌痉挛,形成"倒错"现象。发病急骤,以一侧面部发病为多,双侧面部发病少见。无明显季节性,多见于冬季和夏季,好发于 20～40 岁青壮年,男性居多。

本病属中医学之"口僻""面瘫""吊线风""歪嘴风"等病证范畴。中医认为"邪之所凑,其气必虚"。本病多由脉络空虚,风寒侵袭,以致经气阻滞,气血不和,瘀滞经脉,导致经络失于濡养,肌肉纵缓不收而发病。

一、康复评定

(一)现代康复评定

1.病史

起病急,常有受凉吹风史,或有病毒感染史。

2.表现

一侧面部表情肌突然瘫痪、患侧额纹消失,眼裂不能闭合,鼻唇沟变浅,口角下垂,鼓腮,吹口哨时漏气,食物易滞留于患侧齿颊间,可伴患侧舌前 2/3 味觉丧失,听觉过敏,多泪等。

3.损害部位

耳后乳突孔以上影响鼓索支时,则有舌前 2/3 味觉障碍;若镫骨肌支以上部位受累时,除味觉障碍外,还可出现同侧听觉过敏;损害在膝状神经,可有乳突部疼痛,外耳道部的感觉障碍或出现疱疹;损害在膝状神经节以上,可有泪液、唾液减少。

4.脑 CT、MRI 检查

脑 CT、MRI 检查检查均正常。

5.实验室检查

急性感染性(风湿、骨膜炎等)面神经麻痹者可有:①外周血白细胞及中性粒细胞升高。②血沉增快。③大多数患者脑脊液检查正常,极少数患者脑脊液的淋巴细胞和单核细胞增多。

6.电生理检查

肌电图(EMG)可显示受损的面肌运动单位对神经刺激的反应,测知面神经麻痹程度及有无失神经反应,对确定治疗方针和判定预后及可能恢复的能力很有价值。通常可进行动态观察,在发病 2 周左右,应列为常规检查。神经传导速度(MCV)是判断面神经受损最有意义的指标,它对病情的严重程度、部位以及鉴别轴索与脱髓鞘损害,均有很大帮助。此外,电变性检查对判定面神经麻痹恢复时间更为客观,发病早期即病后 5～7 天,采用面神经传导检查,对完全性面瘫的患者进行预后判定,患侧诱发的肌电动作电位 M 波波幅为健侧的 30% 或以上时,则 2 个月内可望恢复;如为 10%～30%,常需 2～8 个月恢复,并有可能出现合并症;如仅为 10% 或以下,则需 6～12 个月才能恢复,甚至更长时间,部分患者可能终身难以恢复,并多伴有面肌痉挛及连带运动等后遗症。病后 3 个月左右测定面神经传导速度有助判断面神经暂时性传导障碍,还是永久性的失神经支配。

(二)传统康复辨证

1.病因病机

中医对本病多从"内虚邪中"立论,认为"经络空虚,风邪入中,痰浊瘀血痹阻经络,以致经气运行失常,气血不和,经筋失于濡养,纵缓不收而发病"。

2.辨证

(1)风寒侵袭:见于发病初期,面部有受凉史。症见口眼歪斜,伴头痛、鼻塞、面肌发紧,舌淡,苔薄白,脉浮紧。

（2）风热入侵：见于发病初期，多继发于感冒发热，症见口眼歪斜，伴头痛、面热、面肌松弛、耳后疼痛，舌红，苔薄黄，脉浮数。

（3）气血不足：多见于恢复期或病程较长的患者。症见口眼歪斜，日久不愈，肢体困倦无力，面色淡白，头晕等，舌淡，苔薄白，脉细无力。

二、康复治疗

面神经炎的中医治疗方法日趋多样化，有针灸、推拿、中药内服、外敷、皮肤针、电针、刺络拔罐、穴位注射、割治、埋线等。在临床中应注意诊断，及早治疗，充分发挥中医各种治法的优势，标本兼顾，内外治疗，并中西医结合，各取所长，以达到提高疗效、缩短病程、降低费用的良好效果。

（一）一般治疗

（1）治疗期间，可在局部用热毛巾热敷，每次 10 min，每日 2 次。

（2）眼睑闭合不全者，每日点眼药水 2～3 次，以防感染。

（3）患者应避免风寒侵袭，戴眼罩、口罩防护。

（4）患者宜自行按摩瘫痪的面肌，并适当地进行功能锻炼。

（5）治疗期间，忌长时间看电视、电脑，以防用眼过度，导致眼睛疲劳，影响疗效。

（二）针灸治疗

1.毫针法

治则：活血通络，疏调经筋。

处方：以面颊局部和手足阳明经腧穴为主。

主穴：阳白、四白、颧髎、攒竹、颊车、地仓、合谷（双）、翳风（双）。

随证配穴：风寒证加风池穴祛风散寒，风热证加曲池疏风泻热，鼻唇沟平坦加迎香，人中沟歪斜加人中、口禾髎，颏唇沟歪斜加承浆，味觉消失、舌麻加廉泉，乳突部疼痛加风池、外关，恢复期加足三里补益气血、濡养经筋。

2.电针法

取地仓、颊车、阳白、太阳、合谷（双）等穴，接通电针仪，以断续波刺激 10～20 min，强度以患者面部肌肉微微跳动且能耐受为度。每日 1 次。适用于恢复期（病程已有 2 周以上）的治疗。

3.温针法

取地仓、颊车、阳白、四白、太阳、下关、牵正、合谷（双）等穴，将剪断的艾条（每段 1～1.5 cm）插到针柄上，使艾条距离皮肤 2～3 cm，将艾条点燃，持续温灸 10～20 min，注意在艾条与皮肤之间放置一小卡片（4 cm×5 cm），防止烧伤皮肤，温度以患者有温热感且能耐受为度。每日 1 次。

操作要求：①初期，亦称"急性期"，为开始发病的第 1～7 天，此期症状有加重趋势，此乃风邪初入，脉络空虚，正邪交争，治以祛风通络为主。此期宜浅刺，轻手法，不宜使用电针法过强刺激。②中期，亦称"平静期"，为发病第 7～14 天，此期症状逐渐稳定，乃外邪入里，络阻导致气血瘀滞，故治当活血通络。此期宜用中度刺激手法，可用电针法、温针法等强刺激手法。其中电针法、温针法、穴位敷贴、穴位注射、皮肤针、耳针法等均可酌情选用。③后期，又称"恢复期"，为发病 16 天至 6 个月,此后症状逐渐恢复,以调理气血为主。此期浅刺多穴多捻转有助促进面部微循环,营养面神经及局部组织,同时激活神经递质冲动,利于松肌解痉,恢复面肌正常运动,类似"补法",有别于初期浅刺泄邪之"泻法"。若辅以辨证配穴,补气益血、祛风豁痰,则更显相得益彰。可酌情选用电针法、温针法、穴位敷贴、穴位注射、皮肤针、耳针法等。④联动期和痉挛期,发病 6 个月以上(面肌连带运动出现以后),此期培补肝肾、活血化瘀、舒筋养肌、息风止痉。采用循经取穴配用面部局部三线法取穴针灸治疗。在电针法、温针法、穴位敷贴、穴位注射、皮肤针、耳针法无效下可选择手术治疗。

(三)推拿治疗

1.治则

疏通经络,活血化瘀。

2.取穴及部位

印堂、风池、阳白、太阳、四白、睛明、迎香、地仓、颧髎、颊车、下关、听宫、承浆、合谷、翳风。

3.主要手法

一指禅推法、按揉法、抹法、揉法、擦法、拿法。

4.操作方法

以患侧颜面部为主,健侧做辅助治疗。首先患者取仰卧位,医师用一指禅推法自印堂穴开始,经阳白、太阳、四白、睛明、迎香、地仓、颧髎、下关至颊车,往返 5～6 遍。用双手拇指抹法自印堂穴交替向上抹至神庭穴,从印堂向左右抹至两侧太阳穴,从印堂穴向左右抹上下眼眶,自睛明穴向两侧颧骨抹向耳前听宫穴,从迎香穴沿两侧颧骨抹向耳前听宫穴,治疗约 6 min。指按揉牵正、承浆、翳风,每穴约 1 min。用大鱼际揉面部前额及颊部 3 min 左右。在患侧颜面部向眼方向用擦法治疗,以透热为度。然后患者取坐位,用拿法拿风池、合谷穴各 1 min。

(四)中药治疗

根据中医辨证论治施以相应汤药,辅助针灸治疗,针药结合。

治则:祛风通络,化痰开窍。

方药:牵正散加减。白附子 6 g,僵蚕 20 g,全蝎 8 g,蜈蚣 2 条,法半夏 12 g,地龙 15 g。

随证加减:风寒侵袭者,加防风 6 g、羌活 12 g、荆芥 10 g、苏叶 6 g;风热入侵者,加银花 15 g、板蓝根 15 g、菊花 12 g、泽泻 12 g;气血不足者,加黄芪 15 g、党参 15 g、当归 10 g、天麻 15 g。

用法:水煎,每日一剂,分两次服。忌辛辣、生冷食物。

(五)其他传统疗法

1.拔罐疗法

适应于风寒袭络证各期患者。选取患侧的阳白、下关、巨髎、颧髎、地仓、颊车等穴位。采用闪火法,于每穴位区域将火罐交替吸附及拔下约 1 s,不断反复,持续 5 min 左右,以患侧面部穴位处皮肤潮红为度。每日闪罐 1 次,每周治疗 3～5 次,疗程以病情而定。根据病情,亦可辨证选取面部以外的穴位,配合刺络拔罐治疗。

2.穴位敷贴

选地仓、颊车、阳白、颧髎、太阳等穴。将马钱子锉成粉末 1～2 分(0.5～1 g),然后贴于穴位处,5～7天换药1次;或用蓖麻仁捣烂加麝香少许,取绿豆粒大一团,敷贴穴位上,每隔3～5天更换1次;或用白附子研细末,加冰片少许做面饼,敷贴穴位,敷药后面部即有紧抽、牵拉、发热的感觉,一般持续2～4 h,以痊愈为度。恢复期可取嫩桑枝30 g,槐枝60 g,艾叶、花椒各15 g,煎汤频洗面部,先洗患侧,后洗健侧。

3.穴位注射

用维生素 B_1、维生素 B_{12}、胞磷胆碱、辅酶 Q 等注射液注射翳风、牵正等穴,每穴 0.5～1 mL,每日或隔日一次,以上穴位可交替使用。

4.皮肤针

用皮肤针叩刺阳白、太阳、四白、牵正等穴,以局部潮红为度。每日 1 次。适用于发病初期,或面部有板滞感觉等面瘫后遗症。

5.耳针法

取神门、交感(下脚端)、内分泌、口、眼、面颊区、下屏尖(肾上腺)等穴,毫针刺法,留针20～30 min,每日 1 次,适用于面瘫的各期。

6.西医治疗

(1)激素治疗:泼尼松或地塞米松,口服,连续 7～10 天。

(2)改善微循环,减轻水肿:低分子右旋糖酐 250～500 mL,静滴 1 次/天,连续 7～10 天,亦可加用脱水利尿剂。

(3)物理疗法:红外线照射,超短波透热疗法,以助于改善局部血液循环,消除水肿。

(4)手术治疗:久治不愈(2 年以上)者可考虑外科手术治疗。

三、注意事项

(1)多食新鲜蔬菜、粗粮、黄豆制品、大枣、瘦肉等。

(2)平时面瘫患者需要减少光源刺激,如电脑、电视、紫外线等。

(3)需要多做功能性锻炼,如抬眉、鼓气、双眼紧闭、张大嘴等。

(4)每天需要坚持穴位按摩。

(5)睡觉之前用热水泡脚。

(6)面瘫患者在服药期间,忌辛辣刺激食物。如白酒、大蒜、海鲜、浓茶、麻辣火锅等。

(7)用毛巾热敷脸,每晚 3～4 次,勿用冷水洗脸,遇到寒冷天气时,需要注意头部保暖。

(8)应注意保持良好心情。心理因素是引发面神经麻痹的重要因素之一。面神经麻痹发生前,有相当一部分患者存在身体疲劳、睡眠不足、精神紧张及身体不适等情况。所以保持良好的心情,就必须保证充足的睡眠,并适当进行体育运动,增强机体免疫力。

(9)要注意面神经麻痹只是一种症状或体征,必须仔细寻找病因,如果能找出病因并及时进行处理,如重症肌无力、结节病、肿瘤或颞骨感染,可以改变原发病及面瘫的进程。面神经麻痹也可能是一些危及生命的神经科疾患的早期症状,如脊髓灰质炎,如能早期诊断,可以挽救生命。

第三节 颈 椎 病

颈椎病是指颈椎间盘退变及颈椎骨质增生,刺激或压迫邻近的脊髓、神经根、血管及交感神经而引起颈、肩、上肢的一系列复杂的综合征,称为"颈椎综合征",简称"颈椎病"。主要表现为颈部不适及肩背疼痛、感觉异常、上肢麻木和(或)乏力、头晕、耳鸣、恶心、猝倒等。本病好发于30～60岁的中老年人,尤其多见于长期低头或伏案工作的人群,无性别差异,本病逐渐有年轻化的趋势。好发部位在第4～5颈椎、第5～6颈椎、第6～7颈椎。

目前一般将颈椎病分为颈型、神经根型、脊髓型、椎动脉型、交感型和混合型6型。颈椎病的发病机制尚不清楚,但一般认为颈椎长期受风寒、慢性劳损、创伤及轻微外伤、反复落枕、坐姿不当、退行性变、先天性畸形等,是发病的重要原因。

本病属于中医学的"项痹病""项筋急""项肩痛""眩晕"等范畴。中医学认为,本病是由于长期低头工作,使颈部劳损,或外伤,或由于肝肾不足,气血两亏,出现气血瘀阻,经脉痹塞不通所致。

一、康复评定

(一)现代康复评定方法

1.康复问题

(1)疼痛:颈肩及上肢均可出现疼痛、麻木、酸胀,程度及持续时间不尽相同,可坐卧不安,日夜疼痛。因此解除疼痛是康复治疗的主要目的,也是患者的迫切要求。

(2)肢体活动障碍:神经根型颈椎病患者可因上肢活动而牵拉神经根,使症状出现或加重,限制了正常的肢体活动。脊髓型颈椎病患者因锥体束受压或脊髓前动脉痉挛缺血而出现上下肢无力、沉重,步态不稳,易摔倒,肌肉抽动等。

(3)日常生活活动能力下降:颈椎病患者四肢、躯干和头颈部不适等而使日常生活和工作受到很大影响,如梳头、穿衣、提物、个人卫生、站立行走等基本活动明显受限。

(4)心理障碍:颈椎病是以颈椎间盘、椎体、关节突退行性变为基础,影响周围组织结构,并产生一系列症状,这种退行性变无法逆转,尽管临床症状可以通过治疗而缓解或解除,但病理基础始终存在,因此症状可能时发时止,时轻时重,不可能通过几次治疗而痊愈。患者可能出现悲观失望、抑郁、恐惧和焦虑等心理,也可能心灰意冷而放弃康复治疗。

2.康复功能评定

(1)颈椎活动度:颈椎的屈曲与伸展的活动度,枕寰关节占50%,旋转度寰枢关节占50%,所以,颈椎的疾病最易引起颈椎活动度受限。神经根水肿或受压时,颈部出现强迫性姿势,影响颈椎的活动范围。令患者做颈部前屈、后伸、旋转与侧屈活动。

正常范围:前后伸屈各 $35°～45°$,左右旋转各 $60°～80°$,左右侧屈各 $45°$。老年患者活动度会逐渐减少。

(2)肌力、肌张力评定：主要为颈、肩部及上肢的检查，包括胸锁乳突肌、斜方肌、三角肌、肱二头肌、肱三头肌、大小鱼际肌等。有脊髓受压症状者，要进行下肢肌肉的肌力、肌张力、步态等检查。①徒手肌力评定法。对易受累及的肌肉进行肌力评定，并与健侧对照。②握力测定。使用握力计进行测定，测试姿势为上肢在体侧下垂，用力握 2～3 次，取最大值，反映屈指肌肌力。正常值为体重的 50%。

(3)感觉检查：对神经受损节段的定位有重要意义，主要包括手部及上肢的感觉障碍分布区的痛觉、温觉、触觉及深感觉等检查，均按神经学检查标准进行。如疼痛是最常见的症状，疼痛的部位与病变的类型和部位有关，一般有颈后部和肩部的疼痛，神经根受到压迫或刺激时，疼痛可放射到患侧上肢及手部。若头半棘肌痉挛，可刺激枕大神经，引起偏头痛。常用的疼痛评定方法有视觉模拟评分法、数字疼痛评分法、口述分级评分法、麦吉尔疼痛调查表。

(4)反射检查：包括相关的深反射、浅反射及病理反射，根据具体情况选用。

(5)特殊检查：①前屈旋颈试验，令患者头颈部前屈状态下左右旋转，出现颈部疼痛者为阳性。阳性结果一般提示颈椎小关节有退行性变。②臂丛神经牵拉试验，患者坐位，头稍前屈并转向健侧。检查者立于患侧，一手抵于颈侧，并将其推向健侧，另一手握住患者的手腕将其牵向相反方向。如患者出现麻木或放射痛时，则为阳性，表明有神经根型颈椎病的可能。③椎间孔挤压试验和椎间孔分离试验，椎间孔挤压试验又称压头试验。先让患者将头向患侧倾斜，检查者左手掌心向下平放于患者头顶部，右手握拳轻轻叩击左手背部，使力量向下传递。如有神经根性损伤，则会因椎间孔的狭小而出现肢体放射疼痛或麻木等感觉，即为阳性。椎间孔分离试验又称引颈试验，与椎间孔挤压试验相反，疑有神经根性疼痛，可让患者端坐，检查者两手分别托住其下颌，并以胸或腹部抵住其枕部，渐渐向上牵引颈椎，以逐渐扩大椎间孔。如上肢麻木、疼痛等症状减轻或颈部出现轻松感则为阳性。神经根型颈椎病患者一般两者均为阳性。④旋颈试验，又称椎动脉扭曲试验，主要用于判定椎动脉状态。患者头部略向后仰，做向左、向右旋颈动作，如出现头痛、眩晕等椎基底动脉供血不全症状时，即为阳性。该试验有时可引起患者呕吐或猝倒，故检查者应密切观察，以防意外。

(6)影像学的评定：包括 X 线检查、CT 检查、MRI 检查等。①X 线检查，正位示棘突偏斜（不在一条直线上），钩椎关节增生；侧位示颈椎生理曲度异常（生理曲线变直，反张或"天鹅颈"样改变），前纵韧带钙化，项韧带钙化，椎体前后缘增生，椎间隙狭窄，椎体移位，椎管狭窄等；双斜位示椎间孔变形或变小，小关节增生；颈椎过伸过屈位示椎体移位，椎体不稳定等。②CT 检查，着重了解椎间盘突出，后纵韧带钙化，椎管狭窄，神经管狭窄，横突孔大小等，对后纵韧带骨化症的诊断有重要意义。③MRI 检查，了解椎间盘突出程度（膨出、突出、脱出）、硬膜囊和脊髓受压情况，髓内有无缺血和水肿灶，脑脊液是否中断，神经根受压情况，黄韧带肥厚，椎管狭窄等。

3.专项评定

有颈椎稳定性评定、颈椎间盘突出功能损伤的评定和脊髓型颈椎病的功能评定等。针对脊髓型颈椎病可以采用日本骨科学会（JOA）对脊髓型颈椎病的 17 分评定法，17 分为正常值，分数越低表示功能越差，以此评定手术治疗前、后功能的变化。

（二）传统康复辨证

1.病因病机

传统医学认为，本病多因肾气不足，卫阳不固，风寒湿邪乘虚而入，或因跌仆损伤、动作失度及长期劳损，导致颈部经脉闭阻，气血运行不畅而致。肝肾亏虚，气血不足为内因，风寒湿邪入侵和长期劳损为外因。

2.辨证

（1）风寒湿型：症见颈、肩、上肢窜痛麻木，以痛为主，头有沉重感，颈部僵硬，活动不利，恶寒畏风。舌淡红，苔薄白，脉弦紧。

（2）气滞血瘀型：症见颈肩部，上肢刺痛，痛处固定，伴有肢体麻木。舌质黯，脉弦。

（3）痰瘀阻络型：症见头晕目眩，头重如裹，四肢麻木不仁，纳呆。舌质暗红，苔厚腻，脉弦滑。

（4）肝肾不足型：症见眩晕头痛，耳鸣耳聋，失眠多梦，肢体麻木，面红目赤。舌红少津，脉弦。

（5）气血亏虚型：症见头晕目眩，面色苍白，心悸气短，四肢麻木，倦怠乏力。舌淡苔少，脉细弱。

二、康复治疗

（一）康复策略

目前，本病的康复治疗多采用非手术疗法，以牵引、推拿、针灸疗法最为有效。本病初期多实，当视其不同证情，应用祛风散寒、除湿通络、活血化瘀等法以祛邪；久病多虚，或虚实错杂，则选益气养血、滋补肝肾等法以扶正，或扶正祛邪兼顾治之。在康复治疗的同时，颈椎病必须与颈部风湿症、肩背部肌间筋膜炎、进行性肌萎缩、前斜角肌综合征、类风湿颈椎炎、颈椎结核、脊髓肿瘤、脊髓空洞症、原发性或转移性肿瘤、颈肋综合征、锁骨上窝肿瘤等病鉴别。

颈椎病具体证型表现及治疗分析如下。

1.颈型

颈型约占3%，多见于青壮年，症状较轻，以颈部症状为主，预后较好，多可自愈。临床主要表现为反复落枕、颈部不适、僵硬、疼痛、活动受限，少数患者有一过性上肢麻木、痛、感觉异常；体征可见颈项僵直，颈肌紧张，患椎棘突间有压痛，颈两侧、两冈上窝、两肩胛区可有压痛，头颈部活动时颈痛，头颈活动范围缩小；X线提示颈椎生理曲度变直，椎间关节不稳定，椎体移位。

以牵引、推拿、针灸、中药为主，辅以运动疗法。平时要养成良好的日常生活习惯。

2.神经根型

神经根型约占60%，是最常见的一个类型。临床主要表现为颈僵不适、活动受限，头、枕、颈、肩、臂痛、酸，手臂有触电样、针刺样串麻体征可见颈椎棘突、横突、冈上窝、肩胛内上角和肩胛下角有压痛点，压顶试验阳性，臂丛牵拉试验阳性，低头试验和仰头试验阳性，手肌肉萎缩，上肢皮肤感觉障碍；颈椎正、侧、双斜位片子提示生理曲度异常，椎体前后缘增生，椎间隙狭窄，钩椎关节增生，小关节增生，前纵韧带、韧带钙化，椎间孔狭窄。

急性期慎用牵引，以推拿、针灸为主。慢性期以推拿、针灸、牵引为主，辅以其他康复疗法、运动疗法。治疗的同时,要养成良好的日常生活习惯。

3.脊髓型

脊髓型占 10%～15%,是颈椎病中最严重的一种类型,由于起病隐匿、症状复杂,常被漏诊和误诊。临床主要表现为下肢无力、酸胀,小腿发紧,抬腿困难,步态笨拙,下肢、上肢麻,束胸感,束腰感,手足颤抖,严重者大小便失禁,单瘫、截瘫、偏瘫、三肢瘫、四肢瘫(均为痉挛性瘫痪);体征可见上下肢肌紧张,肱二头肌、三头肌腱反射亢进或降低(前者病变在颈高位,后者在低位),膝、跟腱反射亢进,腹壁反射、提睾反射、肛门反射减弱或消失,踝阵挛阳性,低、仰头试验阳性,屈颈试验阳性,侧位 X 线或断层检查提示颈椎后缘增生、椎间隙狭窄、椎管狭窄、后纵韧带钙化、椎间盘膨出、突出、脱出、硬膜囊或脊髓受压变形。

以推拿、针灸为主,禁用牵引,辅以其他传统康复疗法、运动疗法,平时要养成良好的日常生活习惯。此类型致残率高,应引起重视。提倡早期诊断、及时治疗,阻止病情的发展。

4.椎动脉型

椎动脉型占 10%～15%,临床主要表现为发作性眩晕(可伴有恶心、呕吐)、耳鸣、耳聋、突然摔倒;体征可见椎动脉扭曲试验阳性,低、仰头试验阳性;颈椎正、侧、双斜位片提示钩椎关节增生、椎间孔变小;椎动脉造影提示 72%～85%有椎动脉弯曲、扭转、骨赘压迫等;脑血流图检查提示枕乳导联,波幅低、重搏波消失、流动时间延长。转颈或仰头、低头时,波幅降低更明显。

以推拿、针灸为主,慎用牵引,辅以其他传统康复疗法、运动疗法。平时要养成良好的日常生活习惯。

5.交感神经型

交感神经型约占 10%,临床主要表现为枕颈痛、偏头痛、头晕、恶心、呕吐、心慌、胸闷、血压不稳、手肿、手麻、怕凉,视物模糊,疲劳、失眠、月经期可诱发发作,更年期多见;体征可见心率过速、过缓,血压高低不稳,低头和仰头试验可诱发症状产生或加重;颈椎正、侧、双斜位片提示颈椎退行性改变;脑血流图提示额乳导联和枕乳导联的波幅明显增高。

辅以其他传统康复疗法、运动疗法。平时要养成良好的日常生活及活动习惯。

6.混合型

同时存在两型或两型以上的症状和体征,即为混合型颈椎病。其治疗策略为对症治疗,具体方法参考以上各型。

(二)治疗方法

1.卧床休息

卧床休息可减少颈椎负载,有利于椎间关节创伤炎症的消退,症状可以消除或减轻。但要注意枕头的选择与颈部姿势。枕头应该是硬度适中、圆形或有坡度的方形枕头。习惯于仰卧位休息,可将枕头高度调至 12～15 cm,将枕头放置于颈后,使头部保持略带后仰姿势;习惯于侧卧位休息,将枕头调到与肩等高水平,维持颈椎的生理曲度,使颈部和肩胛带的肌肉放松,解除颈肌痉挛。

2.颈围领及颈托的使用

颈围领和颈托可制动和保护颈椎,减少对神经根的刺激,减轻椎间关节创伤性反应,并有利于组织水肿的消退和巩固疗效,防止复发。长期应用颈托和围领可以引起颈背部肌肉萎缩,关节僵硬,所以穿戴时间不宜过久。

3.推拿治疗

中医认为推拿治疗可以调和气血,祛风散寒,舒筋通络,从而达到解痉止痛的作用。适用于除了严重颈脊髓受压的脊髓型以外的所有各型颈椎病。其手法应刚柔结合,切忌粗暴,常用手法程序如下。

(1)在颈背部反复掌揉、攘法和一指禅推法,然后在颈肩部的督脉、手三阳经的部分腧穴如风池、风府、肩内俞、肩井、天宗、缺盆等穴作点、压或拿法,再在斜方肌与提肩胛肌处行弹拨法。若为神经根型,手法治疗应包括肩、肘、手的主要穴位;若为椎动脉型,应包括头面部的百会、太阳等穴位,接着用旋扳手法,最后以抹法、叩击、拍法作结束。

(2)施行旋扳手法时,先嘱患者向一侧旋转颈部,施术者两手分别置于患者的下枕部和枕后部顺势同时稍用力旋转头颈。此时必须注意:①旋转角度不可过大。②不可片面追求旋颈时可能发出的"咔嗒"声。③脊髓型及椎动脉型颈椎病不作旋扳手法。

4.针灸治疗

针灸治疗颈椎病的主要作用在于止痛,调节神经功能,解除肌肉和血管痉挛,改善局部血液循环,增加局部营养,防止肌肉萎缩,促进功能恢复。

(1)治疗原则:祛风散寒、舒筋活络、通经止痛。

(2)选择穴位:①主穴。大椎、后溪、天柱、颈夹脊。②配穴。颈型加风池、阿是穴等;神经根型加肩外俞、肩井、合谷等穴;椎动脉型加风池、天柱、百会等穴;脊髓型加肩髃、曲池等穴;交感神经型加百会、太阳、合谷等穴;混合型随症加减,多循经取穴。颈肩疼痛加外关、阳陵泉、大椎、肩井;上肢及手指麻痛甚者加曲池、合谷、外关;头晕、头痛、目眩者加百会、风池、太阳;恶心、呕吐加内关、足三里。

(3)具体操作:可单用毫针刺法,泻法或平补平泻。寒证所致者局部加灸。疼痛轻者取大椎、肩井、阿是穴拔罐;疼痛较重者先在局部用皮肤针叩刺出血,然后再拔火罐或走罐(出血性疾病者禁用)。

5.传统运动疗法

运动疗法可增强颈部、肩部、背部肌肉的肌力,使颈椎结构稳定,减少神经刺激,改善颈椎间各关节功能,增加颈椎活动范围,解除或减轻肌肉痉挛,纠正不良姿势。常用的运动疗法有易筋经、八段锦、太极拳等。

6.其他传统康复疗法

(1)颈椎牵引疗法:主要作用是解除颈肩肌痉挛、增大椎间隙与椎间孔、减轻骨赘或突出椎间盘对神经根的压迫、减少椎间盘内压力、牵开被嵌顿的关节滑膜。通常用枕颌布带法,患者多取坐位(也可卧位),牵引角度按病变部位而定,$C_{1\sim4}$用 $0°\sim10°$,$C_{5\sim6}$用 $15°$,$C_6\sim T_1$用 $25°\sim30°$,治疗时间 $15\sim30$ min,牵引重量由 6 kg 开始,每治疗 $1\sim2$ 次增加 $1\sim1.2$ kg(或 1.5 kg)。治疗过程中要经常了解患者的感觉,如出现头晕、心慌、胸闷或原有症状加重,应立即停止治疗。对于牵引后有明显不适或症状加重,经调整牵引参数后仍无改善者,脊髓受压明显、节段不稳严重者,年迈椎骨关节退行性变严重、椎管明显狭窄、韧带及关节囊钙化骨化严重者严禁操作。

(2)药物治疗:药物在颈椎病的治疗中可以起到辅助的对症治疗作用,常用的西药有非甾体类消炎止痛药(如口服芬必得、布洛芬,或用吲哚美辛栓,肛内塞药每晚 1 次,有较好的止痛作用)、扩张血管药物(如地巴唑、复方路丁、维生素 C、维生素 E)、营养和调节神经系统的药物(如维生素 B、维生素 B 口服或肌内注射等)、解痉药物(如氯美扎酮 0.2 g,每日 2 次)。

1)风寒湿型:祛风散寒,祛湿止痛,方用蠲痹汤加减。

2)气滞血瘀型:活血化瘀,舒经通络,方选血府逐瘀汤加减。

3)痰瘀阻络型:祛湿化痰,通络止痛,方选涤痰汤加减。

4)肝肾不足型:滋水涵木,调和气血,方选独活寄生汤加减。

5)气血亏虚型:益气活血,舒筋通络,方用归脾汤加味。

口服中成药如骨仙片、天麻片、颈复康、根痛平冲剂等。

(3)注射疗法:常用方法有局部痛点封闭,颈段硬膜外腔封闭疗法和星形神经节阻滞。

(4)日常生活及活动指导:不良的姿势可诱发颈椎病或使颈椎病症状加重,故对患者日常生活活动的指导非常重要。如行走要挺胸抬头,两眼平视前方;不要躺在床上看书;喝水、刮胡子、洗脸不要过分仰头;缝纫、绣花及其他手工劳作不要过分低头;看电视时间不宜太长;切菜、剁馅、擀饺子皮、包饺子等家务劳动,时间也不宜太长。

三、注意事项

(1)低头或伏案工作不宜太久,宜坚持做颈部保健操。

(2)注意颈肩部保暖,避免受凉。

(3)睡眠时枕头高低和软硬要适宜。

(4)使用被动运动手法治疗时,动作应缓和、稳妥,切忌暴力、蛮力和动作过大,以免发生意外。

(5)对于椎动脉型颈椎病不宜施用旋转扳法治疗,该类型患者也禁忌做颈部旋转锻炼。

(6)牵引疗法面对脊髓压迫严重、体质差或牵引后症状加重者不宜做牵引,神经根型和交感型急性期、脊髓型硬膜受压、脊髓轻度受压暂不用或慎用牵引。

(7)脊髓型颈椎病预后不好,应考虑综合治疗(例如手术治疗)。

第四节　肩　周　炎

肩关节周围炎是指肩关节及其周围的肌腱、韧带、腱鞘、滑囊等软组织较为广泛的无菌性炎症,从而引起以肩部周围疼痛甚至肩关节功能活动受限为主症的一种疾病,简称肩周炎。

引起肩周炎的原因如下:一是肩关节周围病变,如冈上肌腱炎、肱二头肌肌腱炎等慢性炎症和损伤均可波及关节囊和周围软组织,引起关节囊的慢性炎症和粘连;肩关节的急性创伤引起局部炎性渗出、出血、疼痛、肌肉痉挛,将会导致肩关节囊和周围组织粘连;肩部功能活动减少,上肢固定过久均可导致肩关节周围软组织粘连发生。二是肩外疾病引发,如颈源性肩周炎,先有颈椎病的症状和体征,而后再发生肩周炎;冠心病患者也可并发肩周炎,常以左肩为多。此外与精神心理因素、体内感染病灶、内分泌紊乱及自身免疫反应等有关。本病多发于50岁左右的老年人,女性患者多于男性。

本病又名"五十肩""冻结肩""漏肩风""肩痹"等名称。中医学认为该病的发生,主要内因是气血不足,五旬之人更有肝肾虚损,致使筋肌失养;外因多为肩部劳损甚或外伤,致使气血凝滞,或因腠理空虚,卫阳失固,汗出当风,风寒湿邪乘虚侵袭,致使经气闭阻,气血运行不畅,筋肌挛缩,经筋功能失常,机枢失利所引起。

一、康复评定

(一)现代康复评定

1.发病年龄及病史

本病多发于五十岁左右的老年人,女性患者为多,有肩部劳损、感受风寒,或曾遭受过外伤的病史。

2.症状及体征

肩部周围疼痛,尤以夜间为甚,患者不敢患侧卧位,肩部周围可找到相应的压痛点。严重者肩关节活动明显受限,尤其不能做前屈、外展及后伸动作,更甚者可发生肩臂肌肉失用性萎缩。

3.特殊试验(肌肉抗阻力试验)

使欲检查的肌肉主动做功,并被动施加阻力,引起该肌起、止点的疼痛者为阳性,并可证实其病变之所在。如检查三角肌时,嘱患者主动将肩关节外展,术者同时施以一定阻力加以对抗,若出现疼痛加重,表示该肌受累。

4.X线摄片

年龄较大或病程较长者,肩部正位片可见肩部骨质疏松,或肱骨头骨质增生,或冈上肌腱、肩峰下滑囊钙化症。

5.肩关节活动度的评定

采用量角器测量患者肩关节的屈、伸、外展、内旋和外旋等活动度。正常肩关节的活动度:前屈0°～180°,后伸0°～50°,外展0°～180°,内旋80°,外旋30°。

6.日常生活活动能力(ADL)评定

患臂需进行ADL评定,如患者有穿脱上衣困难,应了解其受限程度;询问如厕、个人卫生及洗漱(梳头、刷牙、洗澡等)受限的程度;了解从事家务劳动如洗衣、切菜、做饭等受限情况。

(二)传统康复辨证

1.病因病机

中医认为年老体衰,精血不足,筋脉失于充分濡养,日久筋脉拘急而肩关节不用;或久居潮湿之地,淋雨受风,夜卧漏肩,以致外邪侵袭血脉之间,因湿性黏滞、重浊、寒性凝滞,血受寒则凝,脉络拘急而疼痛,或寒湿之邪淫溢于筋肉关节导致关节屈伸不利。跌仆闪挫,筋脉受损,或久劳致损,瘀血闭阻关节,脉络不通,不通则痛,日久关节筋脉失养,拘急不用。

2.辨证

(1)风寒侵袭:肩部疼痛较轻,病程较短,疼痛局限于肩部,多为钝痛或隐痛,或有麻木感,不影响上肢活动。局部发凉,得暖或抚摩则痛减。舌苔白,脉浮或紧。多为肩周炎早期。

(2)寒湿凝滞:肩部及周围筋肉疼痛剧烈或向远端放射,昼轻夜甚,病程较长。因痛而不能举肩,肩部感寒冷、麻木、沉重、畏寒,得暖稍减。舌淡胖,苔白腻,脉弦滑。

(3)瘀血阻络:外伤后或久病肩痛,痛有定处。局部疼痛剧烈,呈针刺样,拒按,肩活动受限;或局部肿胀,皮色紫黯。舌质紫黯,脉弦涩。

(4)气血亏虚:肩部酸痛麻木、肢体软弱无力、肌肤不泽、神疲乏力;或局部肌肉挛缩,肩峰突起。舌质淡,脉细弱无力。

二、康复策略

肩周炎和其他软组织慢性损伤性炎症一样,为自限性疾病,预后良好,但处理不当会加重病变,延长病期,遗留永久性功能障碍。目前,本病的治疗多采用传统康复疗法。在传统康复疗法中,又以针灸、推拿为主,目的主要为缓解疼痛和恢复关节活动度,易为患者所接受。同时,在康复治疗时必须与颈椎病、肿瘤压迫臂丛神经等病鉴别,以免造成误诊、漏诊和误治。

三、康复治疗方法

(一)针灸治疗

可疏通经络,调和气血,缓解疼痛。

选取穴位:肩井、天宗、肩髃、肩髎,曲池、手三里、外关等。

针刺手法:平补平泻,得气后留针 30 min,可用灸法或者电针。每天 1 次,10 次为一疗程。瘀血阻络者可以刺络拔罐治疗。

(二)推拿治疗

1.早期

宜采用轻手法,目的是改善患肢血液、淋巴循环,消除水肿,缓解疼痛,保持肩关节功能。待疼痛减轻可增加主动运动。常用手法主要是能作用于浅层组织和深部肌肉的一些手法,如揉捏、攘法、拿法、弹拨等。

2.慢性期

采用稍重手法,并结合被动运动,目的是缓解疼痛,松解粘连,扩大活动范围,恢复肩胛带肌肉功能。常用手法主要是能作用到深层组织或带有被动运动性质的一些手法,如揉捏、拿法、运法、颤法等。具体手法如下。

(1)松解放松法:患者坐位,医师站于患侧,用一手托住患者上臂使其微外展,另一手用攘法或拿揉法施术,重点在肩前部、三角肌部及肩后部。同时配合患肢的被动外展、旋外和旋内活动,以缓解肌肉痉挛,促进粘连松解。

(2)解痉止痛法:接上势,医师用点压、弹拨手法依次点压肩井、秉风、天宗、肩内陵、肩贞、肩髃等穴,以酸胀为度,对有粘连部位或痛点施弹拨手法,以解痉止痛,剥离粘连。

(3)活动关节法:接上势,医师一手扶住患肩,另一手托住其肘部,以肩关节为轴心作环转摇动,幅度由小到大。然后做肩关节内收、外展、内旋、外旋以及前屈、后伸的扳动。本法适用于肩关节功能障碍明显者,具有松解粘连、滑利关节的作用。

(4)舒筋活血法:按上势,医师先用搓揉、拿揉手法施于肩部周围,然后握住患者腕部,将患肢慢抬起,使其上举,并同时作牵拉提抖,最后用搓法从肩部到前臂反复上下搓动3～5遍,以放松肩臂,从而达到舒筋活血的作用。

（三）口服西药

酌情选用消炎镇痛、缓解肌肉痉挛的药物,如短期服用布洛芬0.3 g,每天2次,也可选用阿司匹林、萘普生等。

（四）局部注射

对疼痛明显并有固定压痛点者均可使用。该方法能止痛、松弛肌肉和减轻炎症水肿。常用可的松和透明质酸钠,但长期效果并不理想。

（五）中药内服

风寒侵袭型内服蠲痹汤加减以祛风散寒,通络止痛;寒湿凝滞型内服乌头汤加减以散寒除湿,化瘀通络;瘀血阻络型内服活络效灵丹与桃红四物汤合并加减以活血化瘀,通络止痛;气血亏虚型内服黄芪桂枝五物汤以益气养血,祛风通络。

四、注意事项

（1）注意休息和肩部保暖,防止劳累和复感风寒而使症状加重。

（2）肩周炎后期强调肩关节功能锻炼,可做蝎子爬墙、体后拉肩、手拉滑轮、吊单杠以及肩关节内收、外展、前屈、上举及后伸等各个方向的活动。活动幅度由小到大,直至做到最大限度。因为怕疼而在小范围内的活动锻炼意义不大。

（3）肩周炎的推拿治疗,初期以舒筋活血止痛为主,手法宜轻柔。后期以松解粘连为主,手法宜深沉有力,并加强肩关节的被动运动。肩部软组织粘连日久的患者,可因失用而发生肩部骨质疏松,故在摇、扳关节时用力以患者能耐受为度,切忌猛烈施术,活动范围由小而大,戒盲目求功,防止造成意外损伤。年老体衰者亦可在卧位施以手法治疗。

第五节　腰　腿　痛

腰腿痛是一组以腰腿部疼痛,可伴有功能活动受限为主的一类病证。常见的有急性腰肌扭伤、慢性腰肌劳损、腰椎间盘突出症、腰椎椎管狭窄症、坐骨神经痛、梨状肌综合征等。本病属中医"痹症"范畴。多为素体禀赋不足,或年老精血亏虚,或感受外邪,或腰部闪挫、劳损、外伤等因素,使筋脉、肌肉受损,失于濡养,导致气血瘀滞、不通则痛;气血失运,不荣则痛。

一、康复评定

（一）现代康复评定方法

1.脊柱形态

包括外观形态、生理弧度测量、脊柱侧弯的测量、腰骶角度的测量、两侧肩部、骨盆高低倾斜的测量等内容。

2.脊柱活动度测定

可用脊柱活动度的简易评价或方盘量角器作脊柱屈伸、左右侧弯及旋转的活动度检查。也可用三轴位运动测量器,置于两侧肩胛骨之间的背部,紧贴胸椎棘突,嘱患者做脊柱最大可能的前屈、后伸、左右侧屈和旋转,并记录其活动幅度。活动受限可因肌痉挛、椎间盘突出、小关节退行性改变及韧带挛缩引起。

3.肌力测定

临床一般分六级测定。

0级:无可测知的肌肉收缩。

Ⅰ级:有轻微收缩,但不能引起关节活动。

Ⅱ级:在减重状态下能作关节全范围运动。

Ⅲ级:抗重力不抗阻力作关节全范围运动。

Ⅳ级:抗重力抗一定阻力运动。

Ⅴ级:抗重力抗充分阻力运动。

4.影像学的评定

包括 X 线、CT 和 MRI 检查等。

(1)X 线检查:正侧位、过屈过伸位,定量测量腰椎稳定性及腰椎曲度。

(2)CT 或 MRI 检查:可将腰椎间盘突出症依程度分为膨出、突出及脱出 3 型;腰椎 MRI 还可分析腰背部双侧肌肉横断面积,了解肌肉形态及分布比例,排除肿瘤、结核等。

5.肌电图和神经传导的测定

表面肌电图检查主要反映局部肌肉疲劳程度。

6.日常生活及活动能力

包括翻身、起立、站立、行走、弯腰等内容。

(二)传统康复辨证

1.病因病机

中医认为,本病主要因感受风寒,或坐卧湿地,风寒湿邪浸渍经络,经络之气阻滞;或湿热邪气浸淫,或湿浊郁久化热,或机体内蕴湿热,流注膀胱经;或长期从事较重的体力劳动,或腰部闪挫撞击伤未完全恢复,经筋、脉络受损,瘀血阻络;或年老精血亏虚,腰部脉络失于温煦、濡养。上述因素均可使腰部经络气血郁滞,导致腰、臀、腿疼痛麻木,功能活动受限。

2.四诊辨证

(1)寒湿阻络型:腰腿冷痛,酸胀重浊,转侧不利,下肢一侧或双侧麻木疼痛,阴雨天气或受潮湿发作或加重,得热痛减,舌质淡,苔白腻,脉濡数或弦数。

(2)湿热阻络型:腰腿疼痛,痛处伴有热麻感,常于夏季或长夏季节症状加重,口苦,小便黄赤,舌红,苔黄腻,脉濡数或弦数。

(3)瘀血阻络型:腰及一侧或双侧下肢疼痛,痛有定处,日轻夜重,活动、负重疼痛加重,舌质紫黯或有瘀斑,脉涩。

(4)气血不足型:腰痛绵绵,一侧或双侧下肢麻木疼痛,软弱无力,过度劳累则疼痛加重,常伴气短乏力,面色少华,纳呆,舌淡苔薄白,脉沉弱无力。

（5）肝肾亏虚型:腰膝酸软疼痛,下肢一侧或双侧隐隐作痛,喜按喜揉,遇劳更甚。偏于阳虚者,则手足不温,舌淡苔白,脉沉细。偏于阴虚者,则手足心热,舌红少苔,脉弦细数。

二、康复治疗

（一）康复策略

目前,本病的康复治疗多采用非手术疗法,其中以推拿、牵引疗法最为有效,也易被患者所接受。但在康复治疗中,要排除腰腿部肿瘤、结核、炎症、风湿性疾病、妇科及其他内外神经科疾病和重大脊柱创伤等病,方能实施传统康复疗法。

1.急性腰肌扭伤

急性腰肌扭伤是指腰骶、骶髂及腰背两侧的肌肉、筋膜、韧带、关节囊及滑膜等软组织急性损伤,从而引起腰部疼痛及功能障碍的一种病证。本病俗称"闪腰、岔气",是腰痛疾病中最常见的一种。多发生于青壮年体力劳动者,长期从事弯腰工作和平时缺乏锻炼、肌肉不发达者。临床主要表现为外伤后腰部疼痛剧烈,不能伸直,活动明显受限,仰卧转侧均感困难,患者常以两手撑腰,以免加重疼痛。严重时不能坐立和行走,有时可伴下肢牵涉痛,咳嗽、打喷嚏、用力解大便时可使疼痛加剧,脊柱多呈强直位。X线片提示腰椎生理前凸消失和肌性侧弯。必要时让患者拍摄腰椎屈曲位和斜位X线片,以显示病理改变。如棘上、棘间韧带断裂者,则可见棘突间隙加宽。

急性期以针灸、卧床休息为主,症状缓解后可加用推拿、物理疗法等。如治疗及时,手法运用恰当,疗效极佳。若治疗不当或失治,可致损伤加重而转变成慢性腰痛。

2.慢性腰肌劳损

腰肌劳损主要是指腰骶部肌肉、筋膜等软组织慢性损伤。在慢性腰痛中,本证占有相当的比重。临床主要表现为腰痛反复发作。腰骶部一侧或两侧酸痛不舒,时轻时重,缠绵不愈。酸痛在劳累后加剧,休息后减轻,并与气候变化有关。体征可有广泛压痛,压痛一般不甚明显。急性发作时,可有腰肌痉挛,腰脊柱侧弯,下肢牵扯掣痛等。X线片可了解腰椎一般情况,排除其他腰椎病变。

以牵引、推拿、针灸为主,辅以物理疗法、运动疗法等。

3.腰椎间盘突出症

腰椎间盘突出症又称"腰椎间盘纤维环破裂髓核突出症",简称"腰突症"。是临床常见的腰腿痛疾病之一。本病好发于30～50岁的体力劳动者,男性多于女性。其发病主要是在椎间盘退变的基础上,受到相应的损伤或外力作用所致,造成纤维环破裂和髓核组织突出。发病部位以 $L_{4\sim5}$ 和 $L_5\sim S_1$ 之间突出者为最多见,其他腰椎间盘也可发生。可以单节或多节段发病。突出方向以向后外侧突出压迫神经根最为常见,临床表现有外伤或受凉史,腰痛和一侧下肢放射痛。腰部各方向活动均受限,翻身转侧困难,咳嗽、打喷嚏或大便用力时疼痛加重,卧床时减轻。久病或神经根受压严重者患侧下肢麻木、肌力减弱、患肢不温、怕冷;亦可向后方突出压迫硬膜囊甚至马尾神经,如阴部麻木,刺痛,排便及排尿障碍或失控,男子阳痿,或双下肢不全瘫痪等。直腿抬高试验及加强试验阳性、屈颈试验阳性、股神经牵拉试验阳性、跟膝腱反射减弱或消失,以上试验可以辅助诊断。

CT、MRI、X线等影像学检查提示：正位片可显示腰椎侧凸，椎间隙变窄或左右不等，患侧间隙较宽；侧位片显示脊柱腰曲前凸消失，甚至后凸，椎间盘突出时椎间隙为后宽前窄，椎体边缘骨质增生。CT、MRI检查可反映出硬脊膜囊及神经根受压的状态。

急性期卧硬板床休息，症状缓解后以电针、拔罐、中药熏蒸和牵引联合疗法为主，辅以物理、运动疗法。

4.梨状肌综合征

由梨状肌损伤、炎症刺激压迫坐骨神经引起臀部及下肢疼痛，称为梨状肌综合征。梨状肌损伤在临床腰腿痛患者中占有一定比例。查体可有梨状肌肌腹压痛，有时可触及条索状隆起肌束；直腿抬高试验小于60°时，梨状肌紧张，疼痛明显，大于60°时，疼痛反而减轻，梨状肌试验阳性。急性期卧床休息，症状缓解后以推拿、针灸为主，辅以物理疗法。

（二）治疗方法

1.推拿治疗

此法治疗腰腿痛临床疗效肯定，而且具有简便、舒适、有效、安全的特性，为患者所接受。

（1）放松方法：患者俯卧位，医师站于患侧，在腰背部、臀部及腿部用按、揉、拿等放松方法操作3～5遍。

（2）腰腿部疼痛：以舒筋通络，活血化瘀，解痉止痛为原则。推拿选择部位以腰背部的背阔肌、腰方肌、竖脊肌等肌肉为主；并选择循行于腰腿部的足太阳膀胱经脉、督脉腧穴，如双侧环跳、患侧承扶、殷门、委中、承山、悬钟等。

（3）腰腿部活动功能障碍：以舒筋通络、整复错位、松解粘连、滑利关节为原则。推拿选择部位以腰背部的背阔肌、腰方肌、竖脊肌等肌肉为主，并选择循行于腰腿部的足太阳膀胱经脉、督脉所属穴位，如环跳、承扶、殷门、委中、承山、悬钟等。

（4）腰腿部肌力减弱：以疏通经络、行气活血为原则。推拿选择部位以腰背部的背阔肌、腰方肌、竖脊肌等肌肉为主；并选择循行于腰腿部的足太阳膀胱经脉、督脉腧穴，如环跳、承扶、委中、悬钟等。手法以按法、揉法、摩法、拍法、擦法、推法为主。

（5）整理手法：上述诸法结束后，再直擦腰部两侧膀胱经和患侧承扶、殷门、委中、承筋、承山、悬钟，横擦腰骶部，以透热为度。达到温经通络、活血散瘀、消肿止痛的目的。

2.针灸治疗

（1）治疗原则：补肾壮腰、舒筋活血、通络止痛。

（2）治疗作用：针刺拔罐具有解除局部肌肉痉挛、止痛、消除神经根部血肿和水肿的作用，可减轻椎间隙的压力，改善腰肌及骶髂肌的痉挛。

（3）取穴方法：以选取足太阳膀胱经、足少阳胆经、督脉经穴为主，足太阴脾经腧穴为辅。①主穴。肾俞、大肠俞、腰阳关、委中、悬钟、阿是穴。②配穴。腰肌劳损、扭伤引起者加水沟、腰痛穴腰椎间盘突出引起者配夹脊穴；脊正中痛加水沟；脊柱两侧疼痛配委中、后溪；伴有大腿后侧放射痛者配委中；小腿外侧放射痛者配承山、阳陵泉、悬钟。血瘀者配血海、膈俞；寒湿证配肾俞、腰阳关；湿热证配阴陵泉、三阴交；肝肾亏虚配太溪、命门、悬钟。

（4）操作步骤：针灸并用，还可配合选择电针、拔罐、穴位注射、外敷等方法。患者取俯卧或侧卧位，选用1.5～2.5寸毫针，得气后可连接电针治疗仪，选择连续波、中频率，电流以患者能够耐受为度,留针 30 min 后出针。再用腰灸盒等灸疗工具在针刺处艾灸 15 min。后用闪火法在针刺部位拔罐,留罐 5～10 min 后起罐。寒湿腰痛、瘀血腰痛用泻法;肾虚腰痛用补法,急性腰肌损伤引起者结合运动针法。

3.传统运动疗法

八段锦、五禽戏、易筋经、太极拳、少林内功都对腰腿痛有一定的防治作用,临床上可选择其中的某些动作进行单项练习。如八段锦中的"两手攀足固肾腰"等,五禽戏中的"熊戏、猿戏"等,太极拳强调以腰为轴,注重对腰腿力量的锻炼,均可练习。

4.其他传统康复疗法

其他传统康复疗法包括腰椎牵引、中药内服和熏蒸疗法、针刀疗法等。

(1)腰椎牵引:患者仰卧位,平躺于牵引床上,用牵引带固定腰部和骨盆处,启动开关,牵引力缓缓调整至患者能够耐受为度(一般 30～50 kg 为宜)。治疗 1 周后逐渐递增到 55～70 kg,牵引 30 min。

(2)中药疗法:①内服,以中成药为宜,可长期服用,以补肾壮骨,如壮腰健肾丸、六味地黄丸、健步虎潜丸等。②熏蒸,选用活血化瘀、祛风除湿、温肾助阳、通络止痛类的中草药,常用药物如红花、威灵仙、川芎、艾叶、制川乌、制草乌、桂枝、鸡血藤、独活、木瓜、伸筋草、透骨草、杜仲等。熏蒸 30 min 后,擦干局部水分,用弹力腰围固定。

(3)小针刀疗法:①选压痛点或阿是穴。②选择医师操作方便、患者被治疗时自我感觉舒适的体位(多采用俯卧位),在选好的治疗点作局部无菌消毒,医师戴无菌手套,最后确认进针部位,并做标记(对于身体大关节部位或操作较复杂的部位可敷无菌洞巾,以防止操作过程中的污染)。为减轻局部操作时引起的疼痛,可作局部麻醉,阻断神经痛觉传导。

5.日常生活及活动指导

急性疼痛期应卧硬板床休息 3～4 周,以减少椎间盘承受的压力,避免加重疼痛;注意腰部保暖,避免受凉,忌贪凉饮冷。腰部须用弹力腰围固定以利恢复;多吃含钙量高的食物,如牛奶、虾皮、芝麻酱等。不良的姿势也可诱发腰腿痛或使腰腿痛症状加重,故对患者日常生活活动的指导非常重要,如避免腰部超量用力;捡拾物品时以下蹲代替弯腰;腰部动作须平稳,有控制;避免用力过猛;避免在腰部侧弯、扭转姿势下用力;携带重物时尽量贴近躯干,减轻腰椎负荷;座椅不宜过低,靠背应与腰部向平;坐位工作时桌椅的高度适当,维持腰椎正常的生理曲度。

三、注意事项

(1)推拿对于治疗腰腿痛效果显著,但应根据病因灵活运用。急性损伤慎用推拿手法,可根据患者具体情况选择药物或针灸治疗或局部制动以消炎止痛,防止充血水肿进一步发展,如针灸解除腰腿部肌肉痉挛,或选用脱水药物如甘露醇等消除水肿,非甾体类药物双氯芬酸等消除炎症止痛;急性期过后,可先做轻柔的手法以解痉止痛。运用拔伸法时切忌暴力拔伸,以免造成医源性损伤,拔伸过程中不可忽松忽紧。在治疗神经源性腰腿部肌力减弱的同时,应积极逆转神经病变,并尽力维持关节活动功能;治疗失用性腰背肌肌力减弱的同时,尽量做关节的主动运动及抗阻力运动。

（2）长期的腰腿痛会伴有躯干部、臀部及患肢肌力的减弱，而躯干肌力的不足，会影响脊柱的稳定性，是导致腰痛迁延难愈的原因之一，因此在临床上应重视腰背肌和腹肌肌肉力量的锻炼，使其保持适当的平衡，维持良好的姿势，以保持腰椎的稳定性。一般当患者症状初步缓解后，宜尽早开始卧位时的腰背肌和腹肌锻炼。

第六节　脑性瘫痪

小儿脑性瘫痪简称脑瘫，是自受孕开始至婴儿期非进行性脑损伤和发育缺陷所导致的综合征，主要表现为运动障碍及姿势异常，是小儿时期常见的中枢神经障碍综合征。现代医学认为本病的病因是多种因素造成的，而其中早产、窒息、核黄疸是本病的三大原因。

脑性瘫痪的主要功能障碍可表现为：①运动功能障碍，可出现痉挛、共济失调、手足徐动、帕金森病、肌张力降低等。②言语功能障碍，可表现为口齿不清，语速及节律不协调，说话时不恰当地停顿等。③智力功能障碍，可表现为智力低下。④其他功能障碍，包括发育障碍、精神障碍、心理障碍、听力障碍等。

本病在传统医学中属于"五迟""五软""五硬"和"痿证"的范畴。五迟是指立迟、行迟、发迟、齿迟、语迟；五软是指头颈软、口软、手软、脚软、肌肉软；五硬是指头颈硬、口硬、手硬、脚硬、肌肉硬。现代康复临床上按运动功能障碍的特点一般将本病分为痉挛性、不随意运动型、强直性、共济失调型、肌张力低下型和混合型。按瘫痪部位可将本病分为单瘫、双瘫、偏瘫、三肢瘫和四肢瘫。

一、康复评定

（一）现代康复评定方法

（1）粗大运动功能评定：常采用 GMFM 量表。

（2）肌张力评定：包括静止性肌张力测定（包括肌肉形态、硬度、关节伸展度等）、姿势性肌张力测定、运动性肌张力测定。

（3）肌力评定：多用徒手肌力检查法（manual muscle testing，MMT）。

（4）关节活动度评定。

（5）智能评定：包括智力测验（常用韦氏幼儿智力量表、韦氏儿童智力量表、盖塞尔发育量表等）、适应行为测验。

（6）反射发育评定：包括原始反射、病理反射、平衡反射等。

（7）姿势与运动发育评定。

（8）日常生活能力评定。

（9）其他评定：包括一般状况评定、精神评定、感知评定、认知能力评定、心理评定、言语评定、听力评定、步态分析等。

（二）传统康复辨证

1.病因病机

病因病机主要包括三个方面：一是先天不足，多因父母精血亏虚、气血不足或者近亲通婚，导致胎儿先天禀赋不足、精血亏虚，不能濡养脑髓；母体在孕期营养匮乏、惊吓或是抑郁悲伤，扰动胎儿，以致胎儿发育不良；先天肝肾不足，胎元失养，致筋骨失养，肌肉萎缩，日久颓废。二是后天失养，多因小儿出生，禀气怯弱，由于护理不当致生大病，伤及脑髓，累及四肢；后天责之于脾，久病伤脾，痰浊内生，筋骨肌肉失于濡养，日渐颓废，脑髓失养，而致空虚。三是其他因素，多为产程中损伤脑髓，或因脑部外伤、瘀血内阻、邪毒侵袭、高热久病、正虚邪盛，营血耗伤，伤及脑髓而致。

2.四诊辨证

通过四诊，临床一般将本病分为以下三型。

（1）肝肾不足型：发育迟缓，智力低下，五迟，面色无华，神志不清，精神呆滞，常伴有龟背、鸡胸，病久则肌肉萎缩，动作无力，舌淡苔薄，指纹色淡。

（2）瘀血阻络型：精神呆滞，神志不清，四肢、颈项及腰背部肌肉僵硬，活动不灵活、不协调，舌淡有瘀斑瘀点，苔腻，脉滑。

（3）脾虚气弱型：面色无华，形体消瘦，五软，智力低下，神疲乏力，肌肉萎缩，舌淡，脉细弱。

二、康复策略

为促进患儿正常的运动发育，抑制异常运动模式和姿势，最大限度地恢复功能，小儿脑瘫的康复应做到早诊断、早治疗，才能达到较好的康复效果。目前主要针对患儿的运动障碍采取综合治疗。在整体康复中，中国传统康复疗法有着举足轻重的作用。脑瘫的康复是一个长期复杂的过程，需要在中西医结合的理论指导下，医师、护士、家长共同努力完成。

脑瘫传统康复治疗的目的主要在于减轻功能障碍，提高生活质量。大多以针灸、推拿为主要手段，针灸可以有效改善脑血流速度，促进脑组织的血液供应，从而进一步改善中枢神经功能，促进康复。有效的推拿方法对于运动和姿势异常而引发的继发性损害如关节挛缩等有良好的预防和康复治疗作用。

三、康复治疗方法

（一）针灸治疗

以疏通经络、行气活血、益智开窍为原则。《素问·痿论》提出"治痿独取阳明"的治法，常选取手足阳明经腧穴进行针刺，辅以头部腧穴。一般选择毫针刺法、灸法、头皮针法等。

1.毫针刺法

主穴：四神聪、百会、夹脊、三阴交、肾俞。

配穴：肝肾不足加太溪、关元、阴陵泉、太冲；瘀血阻络加风池、风府、血海、膈俞；脾虚气弱加脾俞、气海；上肢瘫痪加肩髃、肩髎、肩颥、川池、手三里、合谷、外关；下肢瘫痪加伏兔、血海、环跳、承山、委中、足三里、阳陵泉、解溪、悬钟、太冲、足临泣；言语不利加廉泉、哑门、通里；足下垂加昆仑、太溪；颈软加天柱、大椎；腰软加腰阳关；斜视加攒竹；流涎加地仓、廉泉；听力障碍加耳门、听宫、听会、翳风。

具体操作:选用 28 号毫针针刺。一般每次选 2~3 个主穴,5~6 个配穴,平补平泻。廉泉向舌根方向刺 0.5~1 寸;哑门向下颌方向刺 0.5~0.8 寸,不可深刺,不可提插。每日或隔日 1 次,留针 15 min,15 次为一个疗程,停 1 周后,再继续下一个疗程。

2.灸法

选取四神聪、百会、夹脊、足三里、三阴交、命门、肾俞,上肢运动障碍配曲池、手三里、合谷、后溪;下肢运动障碍配环跳、足三里、阳陵泉、解溪、悬钟。使用艾条进行雀啄灸,每日 1 次,皮肤红晕为度;或者隔姜灸,每次选用 3~5 个腧穴,每穴灸 3~10 壮,每日或隔日 1 次,10 次为一个疗程。

3.头皮针疗法

运动功能障碍取健侧相应部位的运动区;感觉功能障碍取健侧相应部位的感觉区;下肢功能运动和感觉障碍配对侧足运感区;平衡功能障碍配患侧或双侧的平衡区。听力障碍取晕听区;言语功能障碍,配言语 1、2、3 区(运动性失语选取运动区的下 2/5;命名性失语选取言语 2 区;感觉性失语选取言语 3 区)。

具体操作:一般用 1 寸毫针,头皮常规消毒,沿头皮水平面呈 30°角斜刺,深度达到帽状腱膜下,再压低针身进针,捻转,平补平泻,3 岁以内患儿不留针,每日 1 次,10 次为一个疗程。

(二)推拿治疗

以疏通经络、强健筋骨、醒神开窍为原则,常采用分部操作和对症操作。一般先用点法、按法、揉法、运法、扫散法等,然后被动活动四肢关节。

1.分部操作

包括上肢功能障碍和下肢功能障碍。

(1)上肢功能障碍:在患儿上肢内侧及外侧施以推法,从肩关节至腕关节,反复 3~5 次;按揉合谷、内关、外关、曲池、小海、肩髃、天宗 5 min,拿揉上肢、肩背部 3~5 次,拿揉劳宫、极泉各 3~5 次摇肩、肘及腕关节各 10 次;被动屈伸肘关节及掌指关节各 10 次;捻手指 5~10 次,揉搓肩部及上肢各 3~5 次。

(2)下肢功能障碍:在患儿下肢前内侧和外侧施以推法,自上而下操作 3~5 遍;按揉内外膝眼、足三里、阳陵泉、环跳、委阳、委中、昆仑、太溪、涌泉 10 min;拿揉股内收肌群、股后肌群、跟腱各 3 min,反复被动屈伸髋关节、膝关节、踝关节 3~5 次擦涌泉,以透热为度。

2.对症操作

包括智力障碍、大小便失禁、关节挛缩。

(1)智力障碍:开天门 50~100 次,推坎宫 50~100 次,揉太阳 50~100 次,揉百会、迎香、颊车、下关、人中各 50 次;推摩两侧颞部 50 次,推大椎 50 次;拿风池 5 次,拿五经 5 次;按揉合谷 50 次,拿肩井 5 次。

(2)大小便失禁:在患儿腰背部双侧膀胱经、督脉施以推法,反复操作 3~5 遍;擦肾俞、命门,以透热为度;按揉中脘、气海、关元、中极、足三里、三阴交各 5 min;摩腹 5~10 min,擦涌泉 50 次。

(3)关节挛缩:取挛缩关节周围的腧穴,点按法操作并结合关节活动。动作由轻到重,切忌粗暴,宜循序渐进。患肢痉挛者,应由轻到重进行掐按。肌肉萎缩、食欲差及体弱者,可在胸腹部拍打、推揉。上肢屈肌肌张力增高、屈曲者,可轻揉上肢前群肌肉,被动活动上肢,外展外旋肩关节,伸展肘、腕关节,伸展手指,改善肩、肘、腕等关节挛缩;下肢内收肌肌张力增高、伸展者,拿揉、揉搓大腿内侧肌群,减轻肌痉挛,被动活动下肢,外旋外展髋关节,屈曲膝关节,改善髋、膝关节挛缩;足尖走路者,被动背伸踝关节,牵拉挛缩肌腱,缓慢用力,避免诱发踝阵挛。

（三）其他传统康复疗法

一般包括中药疗法、足部按摩疗法等。

1.中药疗法

临床常用内服、外治两种方法。

（1）中药内服:肝肾不足型可选用六味地黄丸加减;瘀血阻络型可选用通窍活血汤加减;脾虚气弱型可选用调元散和菖蒲丸加减。对特殊并发症者则选择针对性的方药治疗。癫痫者可选用紫石汤、定痫丸、紫河车丸加减;斜视者可选用小续命汤、六君子汤合正容汤、养血当归地黄汤加减等;智力低下者可选用调元散、十全大补汤、涤痰汤、小柴胡汤加减等;失语者可选用菖蒲丸、木通汤、肾气丸、羚羊角丸、涤痰汤等。

（2）中药外治:常用中药熏洗法。选择具有通经活血、祛风通络作用的药物组方。目的是促进局部血液循环,提高治疗效果。常选用红花 10 g、钻地风 10 g、香樟木 50 g、苏木 50 g、老紫草 15 g、伸筋草 15 g、千年健 15 g、桂枝 15 g、路路通 15 g、乳香 15 g、没药 10 g、宣木瓜 10 g,加入清水煮沸,进行熏洗或用毛巾浸透药液进行局部热敷。注意水温,以防烫伤,对于皮肤知觉较差的患儿尤应注意。

2.足部按摩疗法

在患儿足底均匀涂抹按摩介质,如凡士林等。医师两手握足,两拇指相对于足底,其余四指握足背,两拇指由足跟到足趾进行全足放松,手法轻柔,操作 3～5 次,取肾上腺、大脑、小脑、脑垂体等部位进行重点刺激,以拇指点按 30～40 次,按揉 1 min,酸胀或微痛为度。再按上述放松手法操作,结束治疗。每日 1 次,每次持续 20～30 min,10 次为一个疗程。

四、注意事项

（1）本病病变在脑,多累及四肢,主要表现为中枢性运动障碍及姿势异常,并可能同时伴有智力低下、听力障碍、癫痫、行为异常等症状。一般在新生儿期即可发现,但少数患儿症状不明显,待坐立困难时才发觉,本病严重影响患儿生长发育及生活能力,是儿童致残的主要疾病之一。因此,应引起广大临床医务工作者和家长的高度重视。

（2）由于婴儿运动系统、神经系统正处于发育阶段,异常姿势运动还没有固化,所以临床上对于小儿脑瘫的治疗,应做到早诊断、早治疗,以达到最好的康复效果。提倡在出生后即进行评估,如存在脑瘫发病高危因素,则立即进行干预治疗。康复治疗最佳时间不要超过 3 岁,其方法包括躯体训练、技能训练、物理治疗、针灸治疗、推拿手法治疗等。

（3）针灸治疗本病有较好的疗效。毫针治疗关键在于选择腧穴和针刺补泻手法,选取腧穴多以阳明经穴和奇穴为主,针刺手法以补法和平补平泻为主;头皮针治疗刺激量不宜太大;灸法注意防止烫伤;痉挛型脑瘫患儿的痉挛侧不宜用电针治疗。

（4）有效的推拿方法对于运动和姿势异常而引发的继发性损害,如关节挛缩等有良好的预防和康复治疗作用,但应掌握手法的灵活运用,操作时手法宜轻柔,力度不宜过大,特别是对挛缩关节的操作,更应注意手法的力度和幅度。

参考文献

[1]曹靖惠,庞秀明,刘勇.中医针灸康复与护理[M].哈尔滨:黑龙江科学技术出版社,2017.

[2]郭海英,朱震.中医康复学[M].北京:中国中医药出版社,2022.

[3]郭闫萍.中医针灸推拿康复诊疗实践[M].长春:吉林科学技术出版社,2021.

[4]韩乐鹏.针灸推拿学现代研究进展[M].长春:吉林科学技术出版社,2019.

[5]何光.现代针灸推拿技术与临床[M].上海:上海交通大学出版社,2019.

[6]胡志希,罗健.中医治疗方法学[M].北京:人民卫生出版社,2022.

[7]孔庆雪.常见病推拿与针灸治疗[M].长春:吉林科学技术出版社,2020.

[8]李慧梅.传统中医针灸推拿与康复[M].天津:天津科学技术出版社,2020.

[9]李西亮.现代针灸与推拿临床治疗学[M].哈尔滨:黑龙江科学技术出版社,2020.

[10]李志宏,周振华,于博远.推拿康复学[M].北京:北京体育大学出版社,2012.

[11]凌昌全,陈群平.针灸推拿治疗学[M].上海:第二军医大学出版社,2017.

[12]刘明军.针灸推拿与护理:中医特色[M].北京:人民卫生出版社,2017.

[13]施杞.常见脊柱病的针灸推拿预防和护养[M].上海:复旦大学出版社,2016.

[14]谈建新.新编针灸康复治疗学[M].北京:科学技术文献出版社,2017.

[15]王艳君.针灸康复技术优势病种临床应用[M].北京:科学技术文献出版社,2018.

[16]伍利民.针灸推拿技术[M].北京:人民卫生出版社,2015.

[17]严振国.常见病针灸取穴治疗图解[M].上海:第二军医大学出版社,2013.

[18]杨松柏.颈肩腰腿痛的针灸康复与护理[M].合肥:中国科学技术大学出版社,2019.

[19]张捷.脑卒中针灸康复诊疗[M].太原:山西科学技术出版社,2020.

[20]赵玲.经络腧穴学[M].北京:人民卫生出版社,2021.